Te $\overset{18}{410}$

DES

INJECTIONS IODÉES

DANS LES CAVITÉS CLOSES NATURELLES

PAR

Sélim-Ernest MAURIN,

laurdat de l'École de Médecine, interne des hôpitaux, secrétaire de la Société médicale
d'Émulation de Marseille.

Mémoire qui a obtenu une médaille d'or dans le concours proposé par la Société de Médecine
de Bordeaux.

(Extrait de l'Union médicale de la Gironde.)

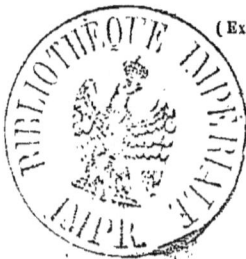

Il appartient aux corps savants de fixer
le degré de certitude de chaque partie de
la science. Par les questions qu'ils pro-
posent, ils assurent les progrès de la
science et le triomphe de la vérité.

BORDEAUX

IMPRIMERIE GÉNÉRALE DE Mme CRUGY

rue et hôtel Saint-Siméon, 16.

1860

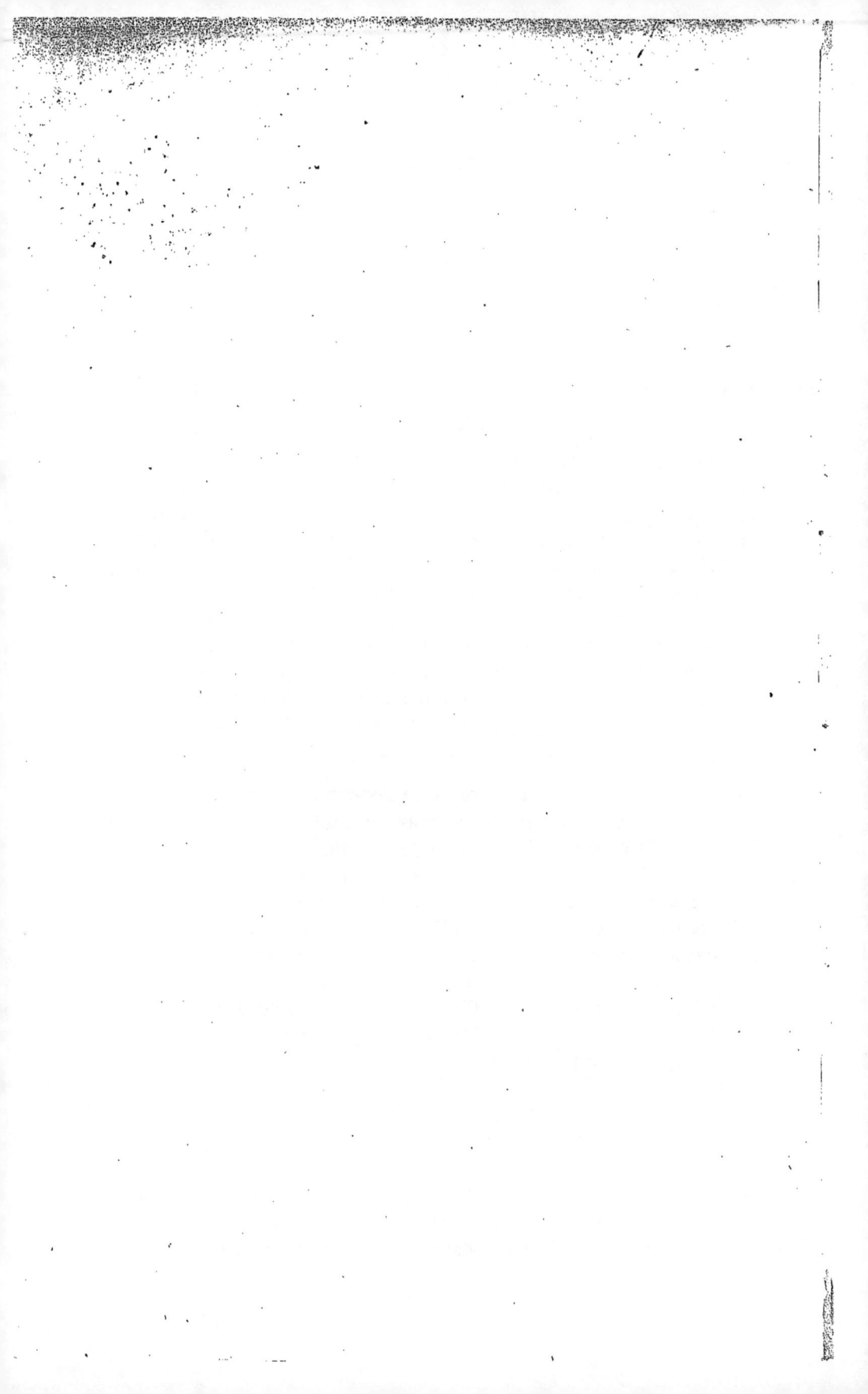

SOMMAIRE

DES

INJECTIONS IODÉES

DANS LES CAVITÉS CLOSES NATURELLES [1]

—o—ᘛ—o—

I.

Lorsqu'il s'élève de toutes parts comme un concert de louanges en l'honneur d'un système, la voix qui s'oppose à l'enthousiasme général trouve rarement de l'écho. Cependant, quelques années plus tard, l'expérience, l'observation, le discernement critique donnent parfois raison à ceux qui n'ont d'abord pas voulu partager l'espèce d'engouement qu'entraîne presque toujours la nouveauté. L'injection iodée dans les cavités closes naturelles est une véritable conquête médicale de notre époque; mais on prône tellement cette injection, on en abuse avec tant de fréquence, qu'il deviendrait à craindre que les insuccès, les revers, les accidents résultant de cet abus ne fissent rejeter bientôt ce puissant moyen thérapeutique. Empêcher l'abus et le rejet, tel est notre but. Pour l'atteindre, nous allons étudier cette question, non pas avec ce scepticisme déplorable qui consiste à tout nier pour n'avoir rien à retenir, mais avec ce doute philosophique qui garantit de l'enthousiasme et n'admet que les faits naturels et plausibles.

Envisager, d'une part, les cavités closes naturelles au point de

---

[1] Mémoire qui a obtenu une médaille d'or dans un concours proposé par la Société de Médecine de Bordeaux.

vue des analogies et des dissemblances anatomiques, physiolo-
giques et pathologiques en rapport direct avec la question qui nous
occupe ; examiner, d'autre part, la matière des injections iodées,
leur mode d'action, les dangers du manuel opératoire ; enfin, à
l'aide de l'expérimentation clinique surtout, déterminer les effets
de ces injections dans les cavités closes naturelles, les ressources
qu'elles offrent, et la limite de leur emploi : tel est notre pro-
gramme.

II.

Les cavités closes naturelles sont tapissées, dans la majeure
partie de leur étendue, par des séreuses formées d'un tissu con-
jonctif riche en fibres élastiques fines, tantôt diversement entre-
lacées, tantôt disposées en véritable réseau. Un épithélium luisant,
quelques vaisseaux, sanguins, lymphatiques (1), et des nerfs (2)
se rencontrent sur ces membranes, qui prennent des noms divers
suivant les cavités qu'elles entourent.

Ces données histologiques sembleraient être favorables à ceux
qui ont érigé en système les injections iodées dans les cavités
closes naturelles ; car, si le succès a couronné ces injections faites
dans l'une des séreuses, pourquoi ne les emploierait-on pas dans
une autre séreuse dont les caractères anatomiques sont iden-
tiques ?

C'est qu'au point de vue physiologique, l'analogie cesse. Il est
vrai que toutes les séreuses ont pour but de faciliter les glisse-
ments ; mais, d'un côté, elles font éviter le contact des organes,
de l'autre le contact des organes avec les parois de la cavité
splanchnique qui les contient, ou bien encore elles doivent ac-
tiver et assouplir les mouvements des surfaces articulaires. A ces
différentes fonctions correspondent divers ordres de séreuses : on
distingue les séreuses splanchniques, les séreuses synoviales, et
les séreuses tendineuses ou bourses muqueuses. Chacune exhale
un liquide spécial ; la sérosité pure diffère de la synovie, qui res-
semble peu au liquide visqueux et comme colloïde (3) des bourses
muqueuses.

(1) A. Kölliker, *Éléments d'histologie humaine.*
(2) Luschka.
(3) Virchow, *Würsb. Verh.*, II, 281.

L'analyse chimique rend plus complète encore la diagnose ; elle fait reconnaître, dans la sérosité, de l'albumine, de l'eau et des sels (chlorure, lactate et phosphate) ; dans la synovie, de l'albumine, de l'eau, des sels, de la graisse et des matières extractives ; dans le liquide visqueux des bourses muqueuses, la graisse est en plus grande quantité, et l'on trouve en outre des matières fibrineuses. Avec chaque séreuse même, l'aspect et la composition moléculaire du liquide lubréfiant changent.

Ces détails d'anatomie et de physiologie permettent à l'esprit de concevoir que, par le fait même de l'existence d'un liquide spécial aux séreuses, la maladie peut revêtir dans le système séreux une forme caractéristique, et l'observation clinique le démontre. La quantité de liquide qui lubréfie une séreuse supporte, en effet, de nombreuses variations ; sous l'influence d'une altération membraneuse, parenchymateuse ou diathésique, ce liquide peut s'accumuler dans une des cavités closes que nous venons d'étudier, et y former des tumeurs plus ou moins considérables, contre lesquelles on a proposé d'une manière générale l'emploi des injections iodées, que l'on s'est complu à dire inoffensives. Le raisonnement et les faits vont nous démontrer jusqu'à quel point on doit se fier à un principe aussi absolu et aussi systématique.

III.

Qu'est-ce qu'une injection iodée ?

C'est, de l'aveu de tous les auteurs, une injection irritante ; et l'examen des substances qui entrent dans les diverses formules conseillées, ainsi que l'expérimentation directe, démontrent que ce pouvoir irritant va presque toujours jusqu'à l'inflammation, et, dans des circonstances exceptionnelles, jusqu'à l'escharification.

Les injections iodées dans les cavités closes naturelles furent employées pour la première fois en 1832, par M. Martin, de Calcutta, qui, dans le traitement de l'hydrocèle, remplaçait le vin par un mélange de 2 parties d'iode pour 6 parties d'eau. En 1838, on ignorait en France la pratique de M. Martin, lorsque M. Velpeau publia, dans les *Archives générales de Médecine,* un mémoire que nous analysons plus loin. Il dit s'être bien trouvé de l'emploi en injection dans la tunique vaginale d'un mélange formé d'une partie de teinture d'iode pour 2 parties d'eau. En

1837, M. Fricke, de Hambourg, donnait les résultats de ses essais : il avait employé en injection un mélange formé d'une partie de teinture d'iode pour 2 ou 4 parties d'eau. Jusqu'en 1840, on injecta donc dans l'hydrocèle, dans les kystes, dans les abcès froids, un mélange de teinture d'iode et d'eau.

M. Pétrequin, de Lyon, par une note publiée dans l'*Esculape* (février, n° 12), fut le premier à annoncer qu'il y avait dans le mélange usité une sorte de contre-sens chimique qui n'était pas sans influence sur le pouvoir thérapeutique de l'injection.

En effet, la teinture d'iode telle qu'on l'emploie est immédiatement décomposée par l'eau ; une grande partie de l'iode se précipite, reste dans la seringue et alors ne peut rien produire, ou bien est poussée avec le liquide dans la tunique vaginale, et ne se trouve qu'isolément en contact avec la séreuse à enflammer. Dans les deux cas, le but est souvent manqué. Pour remédier à cet inconvénient majeur, M. Pétrequin proposa d'ajouter un peu d'iodure de potassium, qui est un menstrue puissant. Voici les quelques détails explicatifs que le chirurgien de Lyon donne à ce sujet : « La teinture d'iode est une solution d'une partie d'iode
» dans 12 parties d'alcool à 35 degrés, de façon que 20 gouttes
» de teinture contiennent à peu près 5 centigrammes d'iode. La
» teinture n'est point à saturation, car l'alcool à 35 degrés dissout
» un neuvième de son poids d'iode ; aussi, quand on mêle la tein-
» ture iodée à l'eau, le métalloïde se précipite et se dépose d'au-
» tant plus complètement que la préparation est plus récente ; à la
» longue, il s'y forme de l'acide hydriodique ; à la faveur duquel
» une certaine quantité de la base peut se dissoudre ; le médica-
» ment est alors tout différent. Donc, si la teinture vient d'être
» préparée, l'iode se dépose presque entièrement dans l'eau qu'on
» ajoute, car il est très-peu soluble dans l'eau.

» Rappelons que celle-ci en dissout à peu près un demi-
» millième de son poids ; au contraire, l'iodure de potassium
» est extrêmement soluble : l'eau en dissout un et demi de son
» poids à la température de 100 degrés. Il importe surtout ici
» de remarquer qu'on peut directement combiner l'iodure de
» potassium avec l'iode pour former des composés (bi-iodure,
» tri-iodure) également très-solubles, et cet état de combinaison
» n'altère pas sensiblement les propriétés médicales de cet excé-
» dant d'iode. »

Quelques années plus tard, M. Mialhe venait corroborer l'opinion de M. Pétrequin, et, dès lors, la formule établie et généralement usitée pour les injections fut celle-ci :

> Pr. Teinture d'iode.............. 30 à 50 grammes.
> Iodure de potassium.......... 2 à 4 —
> Eau distillée................... 60 à 150 —

M. Dorvault, dans son *Iodognosie*, tendit à faire rejeter, pour des raisons chimiques, la formule précédente, et donna celle qui suit :

> Pr. Iode...................... 2 grammes 5 centigr.
> Iodure de potassium.......... 5 —
> Eau distillée................. 75 —
> Alcool .... 25 —

Mais l'expérimentation clinique n'a pas été favorable à cette innovation. Il en fut de même par rapport à la formule de M. Guibourt :

> Pr. Iode...................... 5 grammes.
> Iodure de potassium.......... 5 —
> Alcool à 90 degrés............. 50 —
> Eau distillée.................. 100 —

Revenons donc aux injections primitives, et examinons le mécanisme de leur action.

Il est certain que les injections iodées agissent dans les hydropisies, et qu'elles causent des phénomènes remarquables dans les épanchements de sérosité, de synovie, ou du liquide visqueux des bourses muqueuses. Mais ces injections iodées portent-elles leur action sur les membranes ou sur les liquides que ces membranes contiennent? Modifient-elles la vitalité des tissus, ou bien est-ce par un moyen mécanique qu'elles produisent les effets que nous aurons à constater?

Toutes ces hypothèses sont vérifiées.

1° Les injections iodées agissent sur les membranes, et, pour s'en convaincre, il suffit de faire des injections dans les articulations ou dans les cavités closes d'un animal. En disséquant, au bout d'un certain temps, les parties où l'injection a séjourné, on trouve les membranes, glutineuses, dépolies, ou bien injectées de vaisseaux nombreux, recouvertes de fausses membranes, ou bien encore l'inflammation a déterminé leur érosion; il y a épanchement de sang ou de pus, ou d'un mélange des deux.

2° Les injections iodées modifient la vitalité des tissus, et agissent jusqu'à un certain point mécaniquement sur eux.

La première partie de cette proposition est démontrée par la physiologie expérimentale. Nous avons vu, en effet, la sécrétion de la synovie cesser dans les articulations immédiatement après l'injection iodée. D'autre part, les phénomènes inflammatoires que le corps irritant détermine dépendent moins de la formule de l'injection que des dispositions des patients. Cependant, on ne saurait nier une action mécanique au remède, et cette action mécanique se développe d'autant mieux qu'on laisse l'agent thérapeutique plus longtemps en contact avec les tissus. Ainsi, c'est en agissant mécaniquement que l'iode détermine l'escharification.

3º Les injections iodées agissent sur les liquides.

Les liquides épanchés sont en même temps influencés par les injections iodées, et subissent des altérations qui varient davantage avec la formule de l'injection qu'avec l'idiosyncrasie du malade; car,

4º Les injections iodées agissent plutôt mécaniquement sur les liquides épanchés qu'en modifiant leur vitalité.

On conçoit parfaitement qu'il doit en être ainsi, puisque la modification de la vitalité de la membrane isole, jusqu'à un certain point, l'humeur de l'organisme, la rend semblable au sérum du sang tiré de la veine, et susceptible des mêmes altérations.

Le docteur Briquet a fait à ce sujet des recherches remarquables que nous allons rapporter :

1º Si, pour imiter autant que possible les pseudo-membranes, on fait coaguler en nappe du sérum très-pur de sang tiré à des malades apyrétiques, et si l'on place ce coagulum très-mou dans la teinture d'iode avec laquelle on fait des injections, au bout de vingt-quatre heures ce coagulum se durcit et prend la résistance du caoutchouc; si on laisse ensuite ce coagulum durci au contact de l'air, comme cela ne peut manquer d'avoir lieu dans les grands kystes traités par les injections iodées répétées, il devient dur comme une lame de cuir. Or, c'est exactement sous cet aspect que se sont présentées les fausses membranes qui tapissaient la face interne de certains kystes dont on a fait l'autopsie.

2º Si, ne faisant plus coaguler le sérum, on le met tout simplement en contact avec partie égale de teinture d'iode, à l'instant même la liqueur se prend en masse, et, au bout de vingt-quatre heures, on trouve un dépôt solide, grenu, grisâtre, ayant la consistance de la fibrine du sang, non homogène, et formant les deux tiers de la masse; au bout de quelques jours, la teinture d'iode, qui surnage, est complètement décolorée. Cette masse de coagulum est identique avec ce qui a été trouvé remplissant le tiers inférieur des kystes auxquels nous avons fait allusion tout à l'heure. Pour peu qu'on réfléchisse sur ce qu'est la teinture d'iode, c'est-à-dire un composé de 88 d'alcool pour 12 d'iode, la coagulation du sérum du sang ne paraîtra pas extraordinaire, vu la propriété qu'a l'alcool de solidifier l'albumine. Il fallait donc déterminer si cette coagulation était due à l'alcool ou à l'iode. Or, la question se trouve nettement résolue par les expériences suivantes :

3° Si l'on met de l'alcool, analogue à celui qui entre dans la teinture d'iode, en contact avec le sérum du sang, il se fait à l'instant un trouble, la liqueur devient blanche et prend la consistance et l'apparence d'un lait clair ; au bout de quarante-huit heures, il ne se fait pas sensiblement de dépôt. Ainsi, l'alcool de la teinture iodée n'est pas l'agent principal de la coagulation opérée par cette teinture ; la coagulation est due à autre chose, à l'iode, ainsi que le constate l'expérience qui suit :

4° Si l'on met une solution d'iode dans laquelle l'eau remplace l'alcool et se trouve dans les mêmes proportions (88 douzièmes) ; si, dis-je, on met cette solution en contact avec du sérum à la température ordinaire, le mélange se trouble encore, et, au bout de vingt-quatre heures, il est pris en une masse molle, rougeâtre, homogène, exactement semblable au caillot du sang provenant d'une saignée. (*Gaz. hebdom. de Méd.*, 1857, n° 2.)

Ainsi donc, lorsqu'on fait une injection iodée, ce liquide irritant agit par substitution sur les membranes, fait naître une inflammation plus ou moins vive, modifie la vitalité du tissu, empêche pour un certain temps la sécrétion d'avoir lieu, fait naître de fausses membranes, et, dans des cas fort limités, peut causer une suppuration grave dont on verra, dans la suite du mémoire, plusieurs exemples remarquables.

L'injection iodée agit aussi sur les liquides épanchés et les coagule ; seulement, le coagulum, quand il est soumis à l'influence de l'air, durcit et se convertit en fausses membranes solides, inorganisables, qui s'opposent à l'adhésion des faces pariétales de la séreuse, tandis que ce même coagulum, lorsqu'il est soustrait à l'influence de l'air, se dépose sous forme de stratification, pour être ensuite, d'après les observations de M. Mialhe, beaucoup plus facilement dissout par les carbonates alcalins que celui formé par l'action du tannin sur les liquides albumineux.

Lorsque l'inflammation de la séreuse a été suffisante pour permettre la sécrétion d'une fausse membrane, voici comment l'adhésion s'établit :

Les diverses parties de la fausse membrane sont en communication par des cloisons, par des filaments, par des faisceaux éparpillés, ou placés en éventail, ou entrecroisés. Des loges ainsi formées contiennent le liquide qui, peu à peu, est absorbé. Les espaces cellulaires s'amoindrissent, les fausses membranes s'accolent, et bientôt, par l'effet d'une absorption constante, elles sont détruites; la cavité de la séreuse est alors rétablie dans toute son intégrité. Tel est le cas présenté à la Société de Chirurgie par M. Morel-Lavallée. (Séance du 20 octobre 1858. *Cr. Gaz. hôp.*)

Cette manière d'agir des injections iodées nous permet de comprendre pourquoi l'on n'a guère à craindre d'intoxication après leur emploi, et pourquoi aussi ces injections ont amené parfois des effets salutaires de réaction générale. A l'instant de l'injection, l'inflammation des tissus, la formation des fausses membranes, la saturation de la majeure partie de l'iode par les liquides épanchés, rendent impossible l'absorption du médicament. Plus tard, comme les fausses membranes et le coagulum sont résorbés, peu à peu l'iode est introduit dans le cours du sang par doses fractionnées et d'un mouvement pour ainsi dire continu; il produit alors les effets thérapeutiques qui lui sont propres. Ce contre-coup des injections iodées est un fait acquis à la science par de nombreuses observations ; on a vu entre autres plusieurs luxations spontanées, d'origine scrofuleuse, guéries par les injections iodées répétées et sans autres médications; l'iode des injections avait fait à lui seul les frais du traitement général et avec avantage. (Obs. du Dr Dubreuilh, *Presse méd. de Marseille*, 15 octobre 1858.)

Ceci tend à démontrer aussi que, dans les cas de maladies scrofuleuses surtout, les injections iodées seront avantageusement employées, tandis que le contre-coup de ces injections peut devenir quelquefois dangereux dans les autres circonstances. Il n'est pas à dire, pour cela, que nous voulions les rejeter absolument de la pratique en dehors des affections scrofuleuses ; loin de là, mais, par la suite, nous pourrons démontrer que l'excès de faveur amène parfois de mauvais résultats.

Il en est de même par rapport au genre de la séreuse dans laquelle on fait l'injection. Si nous voyons la maladie revêtir une forme particulière dans le système séreux, il ne faut pas oublier non plus qu'elle est susceptible d'affecter diverses variétés, non-seulement si elle siége sur les vraies séreuses, sur les synoviales ou sur les bourses muqueuses, mais encore si elle atteint le péritoine, les plèvres, l'arachnoïde, et même la tunique vaginale, qui n'est anatomiquement qu'une continuation du péritoine. En outre de la membrane elle-même, il faut considérer ses rapports, ses fonctions, son mode d'existence, l'étiologie de son affection ; consulter les nombreuses sympathies qu'elle peut réveiller, les inconvénients que sa lésion, même temporaire, est dans le cas de susciter.

Ces principes nous disposent à accepter, en thèse générale, les injections iodées dans les cavités closes naturelles ; mais ils nous obligent à rechercher pour chaque cas une formule spéciale, des indications et des contre-indications particulières. D'autre part, le peu de sympathies qui existent entre les diverses espèces de séreuses permet d'étudier à part les hydropisies des séreuses splanchniques, des séreuses synoviales, et des séreuses tendineuses. C'est ce qui fera l'objet de la quatrième partie de ce mémoire.

IV.

Hydropisies des séreuses des cavités splanchniques. — Ces hydropisies sont essentielles ou symptomatiques, congénitales ou acquises, et peuvent causer aux malades une gêne supportable, de graves désagréments, et même la mort.

Faut-il, dans tous les cas, ponctionner et injecter les hydropisies ? Non ; mais il est pour les ponctions et les injections des règles relatives à suivre par rapport à telle ou telle hydropisie. L'hydrocéphale, l'hydrorachis, l'hydropéricarde, l'hydrothorax, l'hydropéritoine et l'hydrocèle doivent successivement être étudiées au point de vue de ces moyens thérapeutiques.

Hydrocèle. — Nous commençons à dessein par l'hydrocèle l'étude des injections iodées pratiquées dans les cavités closes naturelles. C'est, en effet, contre l'hydrocèle que l'on a fait les premiers essais. M. Martin, de Calcutta (1832), M. Velpeau (1836), (*Arch. gén. méd.*), M. O'Brien (1838, *Gaz. Méd.*, n° 36), M. Oppenheim (1839, *Bull. thér.*, mai), signalèrent successivement des cas de guérison d'hydrocèle par les injections iodées. Le mémoire de M. Velpeau était basé sur vingt observations ; dix-huit des sujets avaient guéri en moins de vingt jours ; le dix-neuvième fut

réopéré le troisième jour ; le vingtième resta six semaines à l'hôpital pour un engorgement du testicule. En 1837, M. Velpeau
comptait déjà trente-sept guérisons ; en 1843, son nouveau mémoire, inséré dans les *Annales de la chirurgie française et étrangère*, contenait une statistique de 250 cas, et le chirurgien professeur de la Charité donnait ces conclusions :

« Il me paraît prouvé :

» Que la teinture d'iode provoque avec autant de certitude qu'au-
» cun autre liquide l'inflammation adhésive des cavités closes ;

» Que cette teinture expose moins que le vin à l'inflammation
» purulente ;

» Qu'elle favorise manifestement la résolution des engorgements
» simples qui compliquent les hydropisies ;

» Qu'infiltrée dans le tissu cellulaire, elle peut ne pas amener
» d'inflammation gangréneuse. »

De pareils succès devaient enhardir les chirurgiens; aussi l'injection iodée fut-elle bientôt prônée, non-seulement contre l'hydrocèle, mais encore contre l'hématocèle, l'hydarthrose, etc. En
1846, un travail de M. J. Roux, de Toulon, sur le traitement de
l'hydarthrose scapulo-humérale par l'injection iodée, fut présenté à
l'Académie; M. Velpeau lut, à la séance du 9 septembre, un rapport très-détaillé à ce sujet, et, prenant occasion du fait mentionné
par M. J. Roux, il passa en revue les divers cas dans lesquels l'injection iodée peut être avantageusement employée ; il insista par-
ticulièrement sur son utilité dans les hydropisies des cavités closes,
et surtout dans les hydrocèles.

M. le professeur Roux ne voit pas de raisons, dans la discussion, pour employer de préférence les injections iodées; il a mis
en usage quinze cents fois les injections vineuses, et ne compte
que quatre accidents mortels.

M. Blandin appuie M. Roux, cite des cas de récidive par l'injection iodée, et nie l'efficacité du moyen proposé par M. Velpeau.

Le 16 décembre, M. Rochoux et M. Gerdy élèvent la voix contre
les injections iodées, et citent même des faits d'intoxication par
l'iode des injections; mais M. Velpeau relève ces derniers faits,
dont l'inexactitude devient apparente.

En janvier, M. Blandin établit un long parallèle entre les injections vineuses et les injections iodées : les douleurs qui s'en-
suivent sont aussi vives dans les deux cas; la gangrène a été produite sur des animaux par des injections iodées comme par des

injections vineuses; des expériences récentes le prouvent; enfin, les récidives sont plus nombreuses après l'injection iodée qu'après l'injection vineuse.

M. Jobert vient prêter main forte à M. Velpeau. Il a employé 200 à 250 fois l'injection iodée avec un succès constant : trois récidives seulement. M. A. Bérard et M. Laugier appuient les opinions émises par M. Jobert, et M. Velpeau expose comment il fut amené, par la voie du raisonnement analogique, à l'emploi des injections iodées dans les cavités closes; il décrit le manuel opératoire, les modifications que l'on doit faire subir aux traitements, suivant les malades; enfin, il s'étaye de l'avis des praticiens modernes, qu'il trouve tous favorables à l'emploi des injections iodées.

Cette longue discussion de l'Académie, en 1846, laissait les esprits dans un doute peu satisfaisant. On lut avec avidité le *Bulletin de l'Académie de Médecine* (t. XI, p. 289 à 423), le mémoire de M. J. Roux (*Mém. Acad. Méd.*, 1847, t. XIII, p. 514), et surtout le *Traité des injections médicamenteuses dans les cavités closes*, que M. Velpeau se hâta de publier (in-8°, Paris, 1846).

Grâce à cette dernière publication, l'injection iodée fut acceptée avec une sorte de fureur. On trouva des contradictions dans les *Bulletins de l'Académie*. M. Blandin avait avancé que, d'après des expériences récentes, l'injection iodée était susceptible d'amener la gangrène. On lui opposa les paroles de Jobert de Lamballe :
« Tandis qu'une injection vineuse mal faite peut produire, comme
» des auteurs en rapportent des exemples, d'effroyables ravages,
» la gangrène totale du scrotum, des péritonites générales, la
» gangrène même du pénis et des parois de l'abdomen; par l'in-
» jection iodée mal faite, la gangrène a toujours été limitée à une
» petite étendue du scrotum; elle ne s'est pas irradiée vers des
» organes importants; les accidents inflammatoires ne se sont pas
» prolongés vers l'abdomen, et les phénomènes morbides ont été
» plus facilement attaquables par les moyens de l'art. »

Ces paroles, insérées dans le compte-rendu de la séance du 6 janvier, recevaient, sept jours plus tard, une confirmation clinique de la part de M. A. Bérard au sein de la même Académie :

« Dans un cas d'hydrocèle, une grande partie de l'injection iodée,
» par un mouvement que fit le malade, fut poussée dans le tissu cellu-
» laire du dartos; il n'en résulta qu'une inflammation modérée sans
» suppuration, sans gangrène surtout. » (*C.-R. acad.*, 13 janvier 1846.

Le 30 septembre de la même année, un fait, qui se passait à Aix, chez un malade de l'hôtel-Dieu, tendait encore à modifier les opinions admises.

« Le trois-quarts dont on se servit, dit M. Payan (*Thèse sur l'iode*,
» p. 348), étant en mauvais état, ne pénétra que difficilement, et proba-
» blement une partie de la séreuse, au lieu d'être perforée par lui, fut
» seulement refoulée, et, en dehors d'elle, se fit un épanchement dans
» le tissu cellulaire, ce que nous reconnûmes bien par le peu de liquide
» injecté qui sortit par la canule. Or, voici ce qui arriva : le scrotum
» devint plus tuméfié qu'il ne l'aurait été sans cette circonstance ; des
» douleurs plus prolongées que d'ordinaire se firent sentir les jours qui
» suivirent cette opération ; au huitième jour, nous constatâmes la for-
» mation d'un abcès à la partie inférieure et antérieure du scrotum,
» une incision y fut pratiquée, et du pus s'en écoula.

» Le surlendemain, un morceau de tissu cellulaire apparut, ce qui fit
» agrandir l'ouverture pour qu'il s'échappât plus tôt et qu'il n'y eût
» pas de décollement consécutif. Il n'y eut, après cela, qu'une suppu-
» ration ordinaire, de bonne qualité ; tout se passa comme à la suite
» d'un phlegmon limité, et, bien que cet accident eût quelque peu re-
» tardé la guérison, elle fut pourtant complète au trentième jour de
» l'opération. »

Il résulte de cette observation détaillée et complète que l'injection iodée, extravasée dans le tissu cellulaire, peut amener une gangrène, mais que cette gangrène est moins dangereuse que celle qui survient après une injection vineuse faite dans de pareilles conditions.

Tels étaient les documents que l'on possédait en 1847. Les chirurgiens de province et ceux de l'étranger ne tardèrent pas à publier le résultat de leurs essais. M. le Pr. Bouisson, de Montpellier, publia une observation d'hydrocèle double, en bissac, traitée, d'un côté, par l'injection iodée, de l'autre, par l'injection vineuse. L'hydrocèle traitée par l'injection iodée fut moins douloureuse et plus rapidement guérie que celle traitée par l'injection vineuse (*Journal des Conn. médico-chir.*, février 1847). Dans le numéro suivant du même journal, M. le Dr Fleury, de Clermont, publiait une nouvelle observation d'hydrocèle double traitée d'après la même méthode ; mais, ici, les résultats étaient en partie différents : l'injection iodée causa plus de souffrances que l'injection vineuse, mais l'inflammation consécutive fut plus grave du côté de cette dernière. M. Vidal, de Cassis, relata une observation d'hydrocèle simple guérie par l'injection iodée, alors que deux fois les injections vineuses avaient échoué. (*Union méd.*, p. 92.)

En même temps, J.-P. Borelli publiait, sous le titre de : *Expériences et observations comparatives de la teinture d'iode et d'autres liquides dans le traitement des hydrocèles,* un mémoire où l'on trouvait, entre autres, huit observations d'hydrocèles traitées par les injections iodées ; cinq de ces hydrocèles avaient été radicalement guéries, deux avaient nécessité l'emploi d'une injection nouvelle à cause de récidive ; la cinquième, enfin, avait reparu trois fois. (*Annali universali di medicina ;* février et mars 1847.) C'est alors que parut le travail de M. Abeille, chirurgien de l'hôpital du Roule. Sur 1,200 observations qu'il avait pu lire ou rassembler, trente fois il y avait eu récidive, dont vingt fois seulement entre les mains de M. Velpeau, qui en avait, à lui seul, opéré les trois quarts. Le traitement par l'injection iodée devenait, par ce fait, le spécifique de l'hydrocèle. Enfin, quelques années plus tard (1850), M. Payan, d'Aix, dans son excellent *Essai thérapeutique sur l'iode,* faisait l'apologie la plus complète des injections iodées dans l'hydrocèle, et résumait ainsi les raisons qui paraissaient militer en leur faveur :

1° Simplicité plus grande dans le procédé opératoire ;

2° Moindre durée de l'opération ;

3° Douleurs et phlegmasies consécutives moins intenses ;

4° Dangers bien moindres ou plutôt exemption de tous dangers résultant du fait de l'injection iodée ;

5° Certitude plus grande de la guérison ;

6° Moindre durée du traitement ;

7° Actions résolutives bien plus efficaces ;

8° Moindre danger des récidives.

Plusieurs de ces principes peuvent être contestés, le cinquième et le huitième surtout. Les médecins qui ont vieilli au milieu d'une nombreuse clientèle reconnaissent, en effet, que les injections vineuses sont plus fidèles que les injections iodées ; la cure efficace, radicale, est moins sûre par ces dernières, mais elles ont, sur les injections vineuses, l'avantage d'être plus bénignes. On conçoit qu'il est difficile de faire une statistique à ce sujet, car la plupart des malades qui fréquentent les hôpitaux en sortent ou en voie de guérison, ou même avant d'avoir achevé leur traitement ; et, s'ils récidivent plus tard, c'est un nouvel hôpital qui les reçoit ; ils vont se perdre dans des services où on ne peut les suivre. Ainsi donc, le travail de M. Abeille pèche par la base, et

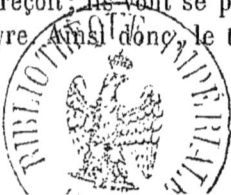

ne peut jeter qu'un faible jour sur cet intéressant côté de la question. Pour notre part, l'occasion nous a été offerte de rencontrer deux cas d'hydrocèles récidivées, l'une trois mois, l'autre cinq mois après guérison par les injections iodées, tandis qu'il nous reste à voir quelque hydrocèle récidivée quoique auparavant bien guérie par les injections vineuses, et nous ne connaissons pas, dans la science, d'exemples tendant à démontrer que cela peut être.

Les observations d'hydrocèles qui n'ont pu guérir par les injections vineuses, et qui ont cédé devant l'injection iodée, ou réciproquement, sont au contraire assez communes. Un fait du premier genre s'est produit, devant nous, chez un ouvrier calfat, d'un tempérament lymphatique prononcé, âgé de 35 ans, porteur d'une hydrocèle à gauche; deux injections vineuses, faites à quinze jours de distance, n'amenèrent que des douleurs abdominales et une forte réaction fébrile, mais la poche ne revint pas sur elle-même; une injection iodée fut poussée le 19 mai, et, le 13 juin, l'ouvrier guéri reprenait son travail.

Un praticien distingué de la ville, médecin en chef des hôpitaux, a donné ses soins à un jeune homme âgé de 29 ans, porteur d'une hydrocèle récidivée à gauche. Cette hydrocèle avait été traitée par l'injection iodée cinq mois auparavant. La guérison paraissait radicale; mais, vers la fin du quatrième mois, la tumeur se forma de nouveau, et nécessita l'opération. On eut recours aux injections vineuses; depuis un an, la guérison se maintient.

Pourquoi donc la guérison confirmée de l'hydrocèle par l'injection vineuse est-elle sûre, tandis que la guérison confirmée de l'hydrocèle par l'injection iodée n'exempte pas toujours de la récidive? Les recherches de M. Hutin vont nous permettre de répondre à cette question.

M. Hutin a fait 31 autopsies de sujets morts à des époques diverses, après avoir été traités et guéris d'hydrocèles par différentes méthodes (*Recherches sur les résultats définitifs des traitements employés pour la cure radicale de l'hydrocèle vaginale. — Bull. Acad. Méd.*, juin 1853). Sur ces 31 sujets, 4 avaient été traités par des injections vineuses : chez tous il y avait oblitération complète de la tunique vaginale; 16 avaient été traités par les injections iodées : chez 8 d'entre eux, oblitération complète; chez 4 autres, adhérences partielles; enfin, chez les 4 derniers, pas d'adhérences. M. Velpeau, M. Chaumet, de Bordeaux, et M. Boinet ont eu l'occasion de constater les mêmes effets. Donc, puisque par l'inflammation adhésive que suscite l'injection vineuse la cavité vaginale est détruite, l'hydrocèle ne peut plus se reformer; la guérison est, dès lors, fatalement définitive. Il en sera de même toutes les fois que l'injection iodée amènera l'adhésion des deux feuillets de la séreuse. Mais, dans les cas contraires, deux hypothèses pourront trouver leur vérification : ou la modification imprimée aux organes hydropiques par la *maladie du remède* sera suffisante pour modifier la vitalité, et alors la guérison demeurera définitive ; ou bien encore l'état morbide des organes n'aura pas été détruit par la secousse de la médication substitutive, et l'hydrocèle se reproduira. Or, on peut dire, en règle générale, que l'hydrocèle essentielle sera toujours guérie par l'injection iodée, . tandis que l'hydrocèle symptomatique pourra ne pas l'être par cette injection si la cavité vaginale n'est pas effacée par l'inflammation adhésive.

Ainsi donc, pour être sûr d'obtenir une guérison radicale, il faudrait traiter l'hydrocèle par l'injection vineuse ; mais nous avons déjà vu que la douleur était plus vive, les accidents consécutifs plus dangereux, la durée du traitement plus longue par cet agent thérapeutique ; et si, maintenant, nous faisons entrer en ligne de compte les résultats que pourrait avoir la lésion organique produite par ces mêmes injections vineuses, nous deviendrons peut-être encore plus réservés dans leur emploi. M. Gosselin a constaté, en effet, que, lorsque la cavité vaginale était effacée, le testicule correspondant devenait ordinairement anémique, s'atrophiait, et que l'on ne rencontrait plus de spermatozoïdes dans la liqueur séminale qui le fournissait.

Ces observations tendent à rendre plus fâcheux le pronostic de l'hydrocèle double, chez les jeunes gens surtout ; et, dans ce cas, comme dans celui où une hydrocèle simple coïnciderait avec l'engorgement de l'autre testicule, mieux vaudrait employer l'injection iodée, qui permettrait d'espérer, pour un temps plus ou moins long, le rétablissement de la cavité vaginale, et peut-être le libre et complet exercice des fonctions génitales.

En résumé donc : 1° nous croyons que l'injection iodée doit être la règle, et l'injection vineuse l'exception, dans le traitement de l'hydrocèle ;

2° Toutes les fois que l'hydrocèle sera symptomatique, mieux vaudra la traiter par l'injection vineuse, qui garantira davantage de la récidive ;

3º C'est l'injection iodée que l'on devra employer dans tous les cas d'hydrocèles simples, et dans ceux d'hydrocèles doubles ou compliquées d'engorgement du testicule du côté opposé;

4º Enfin, on s'abstiendra de toute injection dans l'hydrocèle congénitale, à cause des accidents qui pourraient survenir du côté de l'abdomen.

Hydro-péritoine. — La discussion sur l'injection iodée dans l'hydrocèle et dans l'hydarthrose n'était pas encore terminée à l'Académie, lorsque le Dʳ Dieulafoy, de Toulouse, envoya une observation d'ascite guérie par l'injection iodée. Voici le sommaire du fait :

Un teinturier, âgé de 42 ans, s'expose au froid. Suppression d'une diarrhée qui durait depuis deux ans. — 29 octobre 1840, épanchement de sérosité dans le péritoine. — 15 janvier 1841, ponction : 20 litres de liquide. — 3 février, deuxième ponction : 18 litres de liquide. — 20 février, troisième ponction : 24 litres de liquide. — 9 mars, quatrième ponction : 24 litres de liquide; syncope presque mortelle. — Le 20 mars, gêne telle de la respiration, que l'on craint à chaque instant de voir expirer le malade. Cinquième ponction, et injection avec :

Teinture d'iode	32 grammes.
Iodure de potassium	4 —
Eau	150 gr. et plus.

L'injection est poussée dans le péritoine, étendue par des pressions exercées avec la main. Sensation de chaleur agréable. On retire la moitié seulement de l'injection. Le soir, réaction fébrile, douleur de l'abdomen; on est obligé de recourir aux frictions mercurielles et aux cataplasmes. Le lendemain, mieux qui se continue les jours suivants. La partie supérieure et droite de l'abdomen n'a pas été influencée et se développe de nouveau. — 19 avril, ponction : 10 litres de liquide sortent; nouvelle injection, nouvelle péritonite. Amélioration. Mais une troisième tumeur se forme, globuleuse et arrondie. — 30 mai, ponction de cette tumeur : 3 litres de liquide s'écoulent; injection iodée, péritonite. Guérison. — Huit jours après, apparition d'un anasarque général qui cède aux purgatifs; mais, dès que le malade se meut, il éprouve des éraillements dans le ventre. (*Bull. acad. méd.*, t. XI, p. 423.)

La discussion que souleva cette observation fut des plus violentes. M. Blandin soutint, contre M. Velpeau, que l'ascite guérie par M. Dieulafoy était un kyste multiloculaire de l'abdomen, et les esprits étaient fort partagés, lorsque le Dʳ Griffon publia, dans le

Journal des Connaissances médicales pratiques (janvier 1847), une nouvelle observation d'ascite traitée par les injections iodées :

Ascite probablement essentielle, chez une petite fille âgée de 6 mois. — Ponctionnée huit fois depuis le 20 août 1845 jusqu'au 9 juillet 1846. A cette époque, amaigrissement considérable, diarrhée, anasarque des extrémités, rareté des urines. La ponction est faite : on retire 4 litres de liquide, et l'on introduit l'injection suivante :

Teinture d'iode....................... 25 grammes.
Iodure de potassium.............. 4 —
Eau.. 150 —

Symptômes de péritonite pendant trois jours, puis amélioration, et, le 5 décembre 1846, guérison.

Quelques mois plus tard, le Dr Leriche publia l'observation suivante :

Fille âgée de 17 ans, de faible constitution; hydro-péritoine depuis quatorze mois. — Le 8 mars 1847, M. Leriche est appelé. État général satisfaisant. A l'abdomen, son mat dans une circonférence de 1^m 07; légère infiltration des membres. — Le 11 mars, ponction : 11 litres de liquide s'écoulent. Injection iodée; 120 grammes seulement de l'injection ressortent. Péritonite, amélioration le 21. Guérison le 30 mars. (*Journal de Méd. de Lyon*, 1850.)

Dans la séance du 30 décembre 1847, M. Rul-Ogez communiquait à l'Académie de Médecine de Belgique l'observation suivante :

Enfant âgé de 7 ans; ascite probablement essentielle. Ponction : écoulement de 5 litres de liquide. Injection avec :

Teinture d'iode....................... 12 grammes.
Iodure de potassium.............. 1 —
Eau....................................... 90 —

L'injection séjourne dans la cavité. Péritonite. Guérison.

En 1850, M. Payan, d'Aix, dans son *Essai thérapeutique sur l'iode*, raconte le fait que voici (p. 390) :

Homme vigoureux, âgé de 50 ans; ascite depuis deux ans et demi. Première ponction en 1846; deuxième ponction fin 1847; troisième ponction 3 mars 1848; quatrième ponction 20 mars; cinquième ponction 5 avril : 15 litres de liquide s'écoulent, un litre environ est laissé dans l'abdomen. Injection iodurée. Au moment même, abattement général; à huit heures, péritonite; cinq jours après, l'épanchement se reproduisait, et, le 24 avril, une nouvelle ponction devenait nécessaire. On n'osa pas renouveler l'injection iodée. Le malade fut encore ponctionné le 17 mai, et mourut le 5 juin.

Depuis lors, l'emploi des injections iodées contre l'ascite s'est généralisé, et des travaux intéressants, ayant pour base une série d'observations, ont été publiés sur cette question. Ainsi, en dehors des cas isolés recueillis par MM. Volland (*Gaz. méd.*, 1851, p. 567), Burggraëve (*Ann. Soc. méd. Gand*, 1851, p. 547), Deperrière (*Gaz. méd.*, 1851, p. 735), Costes (*Journ. Méd. Bordeaux*, 1851 et 1853), Gromier (*Gaz. Hôp.*, 1852, p. 438), Teissier (*Gaz. Hôp.*, 1852, p. 478), nous possédons : le mémoire de M. Boinet, contenant la relation de 18 cas, parmi lesquels 15 guérisons, 2 insuccès, 1 mort; un seul cas de péritonite grave a été observé par l'auteur, et le malade a guéri (*Un. méd.*, 1850, 18 mai); le mémoire de M. Leriche, 4 ascites survenues à la suite de plaies de l'abdomen par instruments piquants : 4 guérisons (*Un. méd.*, 7-9 février 1850); la thèse de M. Oré, dont les conclusions sont reproduites dans le *Bulletin de Thérapeutique* (30 septembre 1852), et qui s'appuie sur 5 observations : 4 guérisons et une récidive; la thèse plus récente de M. Bard, contenant les observations empruntées au service de M. Teissier, de Lyon; un nouveau travail où M. Leriche rapproche 16 faits empruntés à sa pratique (*Journ. de Bruxelles*, 1854, p. 132); les mémoires couronnés de MM. Borelli, de Turin, et Abeille (*C. R. Soc. méd., chir. et pharm. de Toulouse*, 1849, p. 140); celui de M. Prestat (Rapp. académique, séance 10 août 1853); et enfin celui de M. Henri Gintrac, de Bordeaux (*Études cliniques sur l'emploi des injections iodées dans l'ascite*, 1855). L'auteur s'appuie sur neuf cas tirés de sa pratique, et dont voici le sommaire :

1° *Ascite résultant d'une péritonite.* — Deux ponctions, avec injections iodées, faites à un mois de distance. Guérison.

2° *Ascite symptomatique d'une affection organique du cœur.* — Ponction avec injection iodée. Quatre mois après, mort provoquée par une pleurésie.

3° *Ascite symptomatique d'une affection du cœur.* — Deux ponctions, avec injections iodées, à douze jours d'intervalle; reproduction du liquide ascitique; deux ponctions simples. Insuccès.

4° *Métrorrhagie, péritonite, fièvre intermittente, hypertrophie de la rate, ascite.* — Première ponction, purgatifs pendant un mois; deuxième ponction, avec injection iodée. Guérison.

5° *Fièvre intermittente, avec hypertrophie de la rate; ascite.* —

Ponction, purgatifs et diurétiques pendant vingt jours; deuxième ponction et deuxième injection iodée. Guérison.

6° *Engorgement du foie, ascite.* — Première ponction, purgatifs pendant quinze jours; deuxième ponction, injection iodée. Guérison.

7° *Affection organique du cœur, ascite consécutive.* — Six ponctions dans l'espace de six mois; septième ponction avec injection iodée; suspension de la sécrétion péritonéale pendant trois mois. Retour de l'épanchement; trois nouvelles ponctions simples. Mort par apoplexie pulmonaire.

8° *Ascite, suite de fièvres intermittentes.* — Purgatifs insuffisants; ponction suivie d'une injection iodée. Guérison.

9° *Péricardite chronique, hypertrophie de la rate, ascite.* — Ponction simple, purgatifs; ponction et injection iodée. Récidive. Ponction simple. Pleurésie et péritonite. Nécropsie.

Ces observations, les plus détaillées que nous ayons rencontrées, permettent à M. Henri Gintrac de tirer des conclusions fort avantageuses pour la médication iodée. Dans la suite du mémoire, on trouve encore une statistique assez favorable à cette pratique. Nous la reproduisons, afin d'être plus complet :

NOMS DES MÉDECINS.	NOMBRE des injections iodées.	NOMBRE des succès.	NOMBRE des insuccès.
MM. Dieulafoy......................	1	1	"
Griffon........................	1	1	"
Leriche........................	16	9	7
Rul-Ogez	1	1	"
Volland.......................	2	2	"
Burggraëve...................	1	1	"
Requin....	1	"	1
Deperrière......................	1	1	"
Bazin	1	"	1
Vigla	1	"	1
Payan........................	1	"	1
Teissier......................	7	6	1
Gromier	3	2	1
Prestat.......................	2	1	1
Monod........................	2	2	"
Costes........................	5	4	1
Soulé père....................	2	1	1
Pé de Laborde............. .	1	1	"
H. Gintrac...................	9	5	4
	58	38	20

Ainsi donc, l'injection iodée dans l'ascite aurait, d'après ce relevé, réussi dans les cinq huitièmes des cas, et n'aurait jamais amené la mort. Mais notons ici que l'on publie bien plus souvent les succès que les revers, et que l'on éprouve même une certaine répugnance à transformer un mémoire en notice nécrologique. Cet empressement est bien plus nuisible à l'art qu'utile (1). Maintenant que nous avons passé en revue les observations d'autrui, qu'il nous soit permis de rapporter les nôtres.

Iʳᵉ OBSERVATION. — *Fièvre intermittente. Hypertrophie de la rate. Ascite consécutive. Deux ponctions simples. Une ponction avec injection iodée. Péritonite et mort. Nécropsie* (2).

Abraham (François), âgé de 54 ans, colon algérien, est entré à l'Hôtel-Dieu de Marseille, salle Saint-Illand, n° 62, le 27 décembre 1856.

Abraham, parti pour Alger en 1849, y avait joui d'une bonne santé jusqu'en 1851. A cette époque, il contracta une fièvre intermittente, qui dura sept à huit mois. Cette fièvre, traitée dans les commencements par l'aloès, la camomille et les autres amers, le fut ensuite par le sulfate de quinine, que l'on administra à hautes doses sans purgatifs préalables. La fièvre disparut en 1852, pour revenir plus tard (automnes 1853-54-55). En 1854, une vive douleur au foie inquiéta le malade, qui devint ictérique. L'ictère fut traitée pendant longtemps sans succès par la tisane de carotte et les purgatifs d'usage.

Depuis mars 1856, les fièvres n'avaient plus reparu; néanmoins, Abraham prenait du sulfate de quinine de temps en temps.

En juillet de la même année, Abraham se rend à Montpellier, et, quelques jours après son arrivée, une ascite commence à se développer.

En décembre 1856, le malade entre à l'Hôtel-Dieu de Marseille, et présente les symptômes suivants :

Embonpoint au-dessous du médiocre, décubitus assis, face ictérique, respiration gênée, douleur au foie, à la rate, aux reins; sécrétion urinaire peu abondante, pas d'albumine, mais cholestérine dans les urines; ascite; œdème des parties génitales et des membres pelviens. (Lait, mauve, purgatifs drastiques, vin de quinquina jusqu'au

---

(1) A l'appui de ces réflexions, nous croyons devoir indiquer quatre faits, non compris dans le tableau qui précède, appartenant à MM. les Dʳˢ Vitrac, Obissier et Bertet, Duthil et Bonneval, et publiés par la Société médicale de Libourne. Voir *Union médicale de la Gironde*, année 1858, p. 463 et suiv., et p. 34, janvier 1860. Dans deux de ces cas, la mort fut produite par l'injection iodée.

(Note de l'*Union médicale de la Gironde*.)

(2) Observation prise dans le service de M. Thomas, à l'Hôtel-Dieu de Marseille.

16 février 1857.) L'état du malade n'est pas sensiblement amélioré. La douleur de la rate est moindre ; celles du foie et des reins continuent ; les parois de l'abdomen sont fort distendues ; le malade respire avec peine, a perdu l'appétit, et réclame la paracentèse.

16 février. La ponction a permis l'écoulement de 12 litres environ d'une sérosité roussâtre ; l'appétit est revenu ; les fonctions respiratoires s'exécutent plus facilement.

21 février. L'épanchement s'est reformé. Le malade est suffoqué ; il se plaint d'une douleur brûlante dans la poitrine, rend des crachats épais, nombreux. On l'ausculte : des râles sibilants sont perçus des deux côtés de la poitrine ; les bruits du cœur sont petits et nombreux. (Lait, mauve, julep pectoral, soupes et fruits cuits.)

26 février. La gêne de la respiration, le développement de l'abdomen obligent à recourir de nouveau à la ponction : 10 litres de sérosité sanguinolente s'écoulent par le trois-quarts. La rate est tuméfiée ; on la sent à travers les parois rétractées de l'abdomen. Le foie ne paraît pas sensiblement avoir changé de volume. Il reste encore environ un litre de sérosité dans l'abdomen, où l'on pousse l'injection suivante :

> Teinture d'iode...................... · 30 grammes.
> Iodure de potassium .... 3 —
> Eau............................. .... 150 —

à laquelle on ajoute même une certaine quantité d'eau. On l'étend dans le péritoine par des frictions douces faites avec la main. — Deux minutes après, on cherche à faire sortir l'injection : il s'écoule près d'un litre de sérosité légèrement iodée. Le trois-quarts est enlevé. Quelques secondes s'étaient à peine écoulées, lorsque le malade est saisi de tranchées atroces qui l'obligent à se tordre sur le lit ; son pouls devient faible, véritablement péritonéal ; les extrémités se refroidissent. Cet état ne dure que quelques instants. Les tranchées sont moins violentes ; le malade se met dans le décubitus latéral, les jambes fléchies sur les cuisses, les cuisses sur l'abdomen, le tronc fléchi en avant.

Cinq heures du soir. Pouls péritonéal, douleurs aiguës dans l'abdomen, face terreuse, hoquet, état désespéré, subdélirium. Cataplasmes.

27 février. Prostration complète ; coma. Mort à neuf heures du matin.

Nécropsie. — État extérieur du cadavre : face injectée, cyanosée ; teinte ictérique de la peau ; infiltration des membres inférieurs.

La plaie de la ponction est rouge, enflammée ; l'abdomen est gonflé.

On fait une incision sur la ligne blanche, et une autre transversale au niveau de l'ombilic. Un liquide jaunâtre, iodé, s'épanche par l'ouverture faite (1 litre environ) ; les parois abdominales sont infiltrées, les muscles injectés et atrophiés. De fausses membranes très-nombreuses se sont formées et relient le péritoine aux intestins, qui sont le siége d'une hypérémie considérable dans la majeure partie de leur étendue.

Le volume de la rate est beaucoup augmenté ; son tissu est induré et comme pierreux ; les vaisseaux s'y distinguent facilement.

Le foie est granuleux, décoloré, légèrement hypertrophié ; les parois de la vésicule du fiel, épaissies, sont le siége d'une congestion manifeste.

Le foie et la rate ont de nombreuses adhérences avec le diaphragme.

Le poumon gauche est sain. A la base du poumon droit, légère hépatisation grise.

Les bronches sont enduites d'une forte mucosité, devenant purulente aux approches des dernières ramifications. A droite, elles sont injectées.

Le cœur est peut-être un peu atrophié ; son tissu est faiblement coloré.

Les reins sont atrophiés et pâles. Rien de remarquable aux capsules.

IIᵉ OBSERVATION. — *Ascite peut-être essentielle. Insuffisance des drastiques et de la diète lactée. Ponction et injection iodée. Péritonite et mort. Nécropsie (1).*

Dodero (Marie), âgée de 43 ans, couturière, née en Piémont, entre à l'hôpital de la Conception, de Marseille, le 26 mars 1859, salle Sainte-Eugénie, nº 12, pour s'y faire traiter d'une hydropisie péritonéale qui s'est déclarée sans cause appréciable. L'état général est d'ailleurs satisfaisant, la respiration pas trop gênée, mais les urines sont peu abondantes. On la mit à la diète lactée ; en outre, jusqu'au 6 avril, elle prit tous les jours une pilule d'Anderson, et deux litres de tisane de chiendent dans laquelle on introduisait :

Nitrate de potasse.............. 2 grammes.
Poudre de digitale....... } ââ 10 centigrammes.
Poudre de scille .... }

Depuis le 7 avril jusqu'au 16, on remplaça le chiendent par une décoction d'*uva ursi*, et tous les deux jours on administrait une goutte d'huile de croton-tiglium.

L'insomnie ne tarda pas à fatiguer la malade. On combattit ce symptôme par des pilules d'extrait thébaïque (0,05).

Le 24 mars, on n'avait obtenu aucune amélioration notable. On recourut alors à l'emploi d'un remède dont on a souvent constaté les bons effets : c'est une potion composée de 150 grammes d'eau et 5 centigrammes d'acide arsénieux. On en fait prendre tous les jours une, puis deux, et jusqu'à six cuillerées.

Néanmoins, la sérosité s'accumule toujours, la respiration est gênée, les parois abdominales sont considérablement distendues. Le 5 mai, la

(1) Observation recueillie dans le service de M. d'Astros, à l'hôpital de la Conception, de Marseille.

ponction devint urgente ; elle fut faite : 12 litres de liquide s'écoulèrent ;
on poussa ensuite dans la cavité l'injection suivante :

Teinture d'iode......................	30 grammes.
Iodure de potassium................	4 —
Eau..................................	150 —

Quelques minutes après, on voulut retirer l'injection : il n'en sortit
qu'une partie (la moitié environ).

Le refroidissement des extrémités, la petitesse et la fréquence du
pouls ne se firent pas longtemps attendre.

6 mai. La malade a été fort agitée pendant la nuit ; des symptômes
de péritonite aiguë se montrent et menacent de devenir inquiétants ;
douleurs vives, à l'hypogastre surtout ; nausées, langue rouge et sèche,
pouls petit, fréquent et serré. Diète ; julep avec 0,05 extrait thébaïque ;
solution sirop de gomme.

7 mai. Les douleurs abdominales sont encore plus vives, la face est
grippée ; même état, d'ailleurs, qui se continue jusqu'au 11 mai, jour
où la malade meurt.

Nécropsie. — L'état d'émaciation du cadavre est extrême ; l'abdomen
est fortement gonflé ; les membres pelviens sont infiltrés.

De fausses membranes nombreuses établissent des adhérences entre
le péritoine et les intestins, qui sont manifestement le siége d'une vive
inflammation.

Il existe au diaphragme une perforation de l'étendue d'une pièce de
2 francs, oblongue, à bords durs, sans rougeur, taillés comme par un
emporte-pièce. Cette ouverture est fermée en haut par le poumon.

Enfin, à l'entrée du cul-de-sac de l'estomac, on constate l'existence
d'un épanchement brunâtre dont l'analyse n'a pas été faite.

Les organes n'offrent d'ailleurs rien à noter.

De ces observations, il nous est permis de conclure que les injections iodées ne sont pas aussi inoffensives que bien des auteurs
l'ont avancé. En effet, si l'on analyse attentivement les observations de la science, on voit toujours l'injection iodée suivie d'un
mouvement phlegmasique sujet à se terminer par une péritonite
confirmée. D'ailleurs, la médication iodée n'agit-elle pas comme
médication substitutive ? Dès lors, doit-on s'étonner que le remède
reste parfois en deçà ou passe au delà du but proposé ? Dans le
cas d'hydropisie de la tunique vaginale, l'excès d'inflammation
substitutive n'entraîne pas de graves inconvénients : le testicule
se tuméfie, s'engorge, et voilà tout. Mais s'il s'agit d'une ascite, le
danger augmente ; le surcroît d'inflammation se transmet au tissu
sous-séreux qui entoure le péritoine ; de nombreuses fausses
membranes viennent s'étaler dans la cavité abdominale, la cloi-

sonner en tous sens, empêcher le libre jeu des intestins, et c'est à l'aide de ces adhérences pathologiques que l'on obtient par les injections iodées la *guérison* de l'ascite.

Mais que d'inconvénients cette méthode de traitement n'offre-t-elle pas !

1° Possibilité de mort par péritonite sur-aiguë. Et, dans les cas que nous avons cités, on ne peut accuser ni le manuel opératoire, ni la trop grande force de l'injection, ni le mauvais choix des malades.

2° Tiraillement douloureux dans l'abdomen, à cause des adhérences pathologiques.

Nous en trouvons un exemple dans l'observation de M. Dieulafoy.

3° Anasarque par métastase.

L'observation que nous avons analysée de M. Leriche le démontre.

4° Les fausses membranes peuvent cloisonner la cavité péritonéale ; et dès lors, si l'ascite récidive, la ponction devient souvent inutile, et quelquefois dangereuse.

La vérité de cette proposition est prouvée par la neuvième observation de M. Henri Gintrac. Dans ce cas, après une ponction et une injection iodée, l'ascite récidiva ; on voulut ponctionner de nouveau : il ne sortit presque pas de sérosité. Une péritonite se déclara, et, à l'autopsie, on put reconnaître que l'on avait enfoncé le trois-quarts dans une cavité pathologique close par de fausses membranes.

L'injection iodée dans la cavité péritonéale est donc pour le moins une opération chanceuse. Elle a amené, sans doute, la guérison de bon nombre d'ascites ; mais, dans ce cas, l'on avait affaire à une ascite soit par inflammation chronique du péritoine, soit par hypertrophie de la rate, engorgement du foie ou difficulté de la circulation dans le système de la veine-porte.

Dans le premier cas, l'injection iodée entre les mains des praticiens modernes a agi au même titre que les injections d'eau-de-vie camphrée, d'eau de Bristol, de vin, de vapeurs vineuses, de protoxyde d'azote entre les mains de Warrick, Heuermann, Bossu, Lhomme (de Château-Thierry), Gobert, Lafaye, Dupuy, Vassal, Roosbraëck, Broussais, etc. La liste des guérisons publiées par tous ces auteurs pourrait bien faire le contre-poids de celles publiées par les partisans de l'injection iodée. Cependant, il est certain que l'action de cette dernière est plus constante, et que le manuel est plus simple, car on manie plus facilement l'injection iodée qu'un liquide qu'il faut chauffer, et surtout qu'un gaz.

Quand il s'est agi d'ascites survenues à la suite de fièvres intermittentes, le succès des injections iodées a été plus, manifeste, parce qu'en dehors de l'action locale, il y a eu des phénomènes généraux suscités par la réaction que la teinture d'iode a pu produire. L'absorption de cette teinture a facilité la guérison en déterminant la diminution de l'hypertrophie des organes abdominaux; la teinture, appliquée directement sur leur parenchyme, a pu mieux agir que lorsqu'elle est appliquée sur les parois abdominales, si éloignées, au point de vue des sympathies, du siége du mal.

Or, si, dans ce dernier cas, on a pu constater des guérisons (Burguet, *Journ. méd. Bordeaux*, 1856), à plus forte raison a-t-on le droit de compter sur l'influence de la teinture d'iode lorsqu'elle vient, avec le reste de la sérosité abdominale, baigner le foie et la rate malades.

Ainsi donc, le mécanisme de la guérison des ascites par l'injection iodée varie suivant les cas :

1º Dans l'ascite essentielle, — il est inutile de faire observer que c'est la plus rare, — l'injection fait naître de fausses membranes, détruit la cavité péritonéale, et modifie la vitalité des séreuses.

2º Dans l'ascite suite de l'engorgement des organes parenchymateux abdominaux, mêmes phénomènes locaux; mais, en outre, le foie, la rate baignent pendant plusieurs jours dans un liquide iodé qui dégorge leur tissu et favorise la disposition de la cause première de l'hydropisie.

3º Dans l'ascite symptomatique d'une affection du cœur, l'injection iodée produit des phénomènes locaux analogues à ceux précédemment décrits, mais elle n'est pas capable de détruire la cause organique de l'hydropisie; elle fait triompher du symptôme, mais la maladie subsiste, et c'en est assez pour entraîner la mort.

En résumé, donc :

1º L'injection iodée est un moyen acquis à la thérapeutique de l'ascite, mais on ne doit en faire usage qu'avec une extrême réserve.

2º On l'emploiera contre l'ascite essentielle dans les cas bien rares où, ayant résisté aux traitements dirigés contre elle, elle menacera d'entraîner sous peu la mort du malade.

3º On utilisera encore l'injection iodée contre l'ascite suite de fièvres intermittentes, comme dernière ressource de l'art.

4° Elle est contre-indiquée dans les ascites symptomatiques d'une affection du cœur, des reins, etc.

5° Enfin, on ne perdra jamais de vue que l'injection iodée n'est pas une opération inoffensive, qu'elle présente de graves inconvénients, et qu'elle peut entraîner la mort.

Hydro-thorax. — L'injection iodée dans l'hydro-thorax fut pratiquée pour la première fois, en 1849, par M. Boinet.

Le malade, dont l'observation fut communiquée en 1850 à la Société de Chirurgie du 3e arrondissement, était atteint d'un épanchement purulent consécutif à une pleurésie. On pratiqua, en dernière ressource, la thoracentèse dans les premiers jours de janvier : il s'écoula près de trois litres de pus. On laissa une sonde à demeure dans la plaie ; l'injection iodée ne fut employée qu'une dizaine de jours plus tard, et répétée tous les deux ou trois jours à partir du 7 février jusqu'au mois de mai, époque à laquelle le malade fut radicalement guéri. (*Arch. gén. méd.*, 1853, t. I, p. 526.)

Quelque temps après, on lisait dans les *Bulletins de l'Académie de Médecine* (t. XV) une nouvelle observation de M. Boudant :

Un empyème purulent qui, chez une jeune fille de 3 ans, avait nécessité la ponction en 1845, reparut l'année suivante ; on pratiqua de nouveau, le 21 janvier, la thoracentèse au lieu d'élection, et, à cause de la fétidité du pus, on fit des injections chlorurées ; mais, le liquide désinfectant n'ayant pas agi, on eut recours aux injections suivantes :

Iode........................ ⎰ ââ 20 centigrammes.
Iodure de potassium.... ⎱
Eau tiède..................... .... 500 grammes.

qui furent faites deux fois par semaine à dater du mois de mai. La guérison était complète en juillet.

Quelques jours plus tard, on pouvait lire l'observation suivante, consignée dans la thèse de M. Massiani (p. 44) :

Pleurésie datant du 28 juillet 1847 ; ponction au lieu d'élection, avec le trois-quarts, le 25 décembre : écoulement de 2 litres de sérosité. Le 3 janvier 1848, nouvelle ponction : évacuation de 800 grammes de pus. Le 7 janvier, injection iodée au 10e ; deuxième injection le 9 janvier. Guérison radicale le 23 mars.

Plusieurs années se passèrent ensuite sans que l'on eût à enregistrer de nouveaux faits ; mais, en janvier 1853, un mémoire circonstancié du Dr Aran, sur les injections iodées dans l'hydro-

thorax, parut dans le *Bulletin de Thérapeutique* (t. XLIV, p. 54).
On y trouvait entre autres :

1° L'observation d'un jeune homme atteint d'hydro-pneumo-thorax,
chez lequel une ponction et une injection iodée furent faites. Quelques
heures après, le malade fut pris des accidents de l'iodisme; l'épanchement récidiva, pour céder plus tard après deux ponctions simples.

2° L'observation d'un homme atteint d'une pleurésie chronique, purulente, traitée avec succès par une seule injection iodée, qui n'amena
que de légers accidents fébriles.

La question des injections iodées dans l'hydro-thorax avait été
mise en honneur par ce travail de M. Aran. Un mémoire plus
détaillé encore parut bientôt après dans les *Archives générales de
Médecine* (mars et mai 1853) : *Du traitement des épanchements
pleurétiques purulents par les injections en général et les injections
iodées en particulier.* Celui-ci était de M. Boinet, et portait les
conclusions que voici :

« .... Si les anciens, qui opéraient tous les épanchements,
» qu'ils fussent aigus ou chroniques, ont obtenu des succès, c'est
» qu'ils les devaient aux injections qu'ils pratiquaient ensuite.

» Les nouvelles observations de M. Trousseau (*Ann. chir. fr.
» et étr.,* 1843), les perfectionnements apportés au manuel opéra-
» toire et dans l'appareil instrumental par MM. J. Guérin et Rey-
» bard, ont réhabilité l'opération de la thoracentèse dans les épan-
» chements thoraciques aigus et récents.

» Dans ces épanchements, cette opération doit être pratiquée à
» titre de palliatif et à titre d'accélérateur de la terminaison de la
» maladie, lorsque tous les autres moyens de traitement sont im-
» puissants ou tardent trop à amener la guérison.

» Dans les épanchements chroniques purulents, la thoracentèse
» aidée des injections iodées, qui en assurent le succès, doit tou-
» jours être employée, parce que c'est le seul moyen de guérir les
» malades.

» Les injections iodées, qui sont sans danger aucun, ont la
» propriété : 1° d'enlever presque instantanément la fétidité du
» pus; 2° de changer le mode de vitalité des surfaces malades;
» 3° de produire ainsi la guérison dans des cas réputés mortels. »

Depuis 1853, les journaux de médecine contiennent chaque jour
de nouvelles observations favorables à l'injection iodée comme
méthode de traitement des épanchements pleurétiques chroniques;
il paraîtrait que les seuls accidents de l'iodisme sont ici à redouter.

Mais ces accidents de l'iodisme ont-ils été suffisamment étudiés? Certaines manifestations morbides n'ont-elles pas échappé à l'observation des toxicologues? Est-ce par une simple coïncidence que nous voyons une fièvre typhoïde ataxique survenir chez un jeune homme de 17 ans dont l'articulation du genou droit avait été ponctionnée et injectée par M. Velpeau (voir *Hydarthroses*), et chez un soldat, âgé de 25 ans, sur lequel M. Jubiot avait pratiqué la thoracentèse et l'injection iodée (*Bull. Soc. imp. méd. Marseille*, n° 3, 1859)? Ou bien, ces fièvres typhoïdes avec perforations intestinales sont-elles l'effet de l'action de l'iode dans des cas exceptionnels sur les tissus de l'organisme? Est-ce une simple coïncidence qui nous fait rencontrer quatre faits de perforations dans quatre autopsies de sujets soumis à l'injection iodée, à savoir :

1° Dans le cas rapporté par M. Velpeau : perforation intestinale;

2° Dans le cas rapporté par M. Jubiot : perforation de l'intestin grêle;

3° Dans le cas de notre deuxième observation d'ascite : perforation du diaphragme (p. 353);

4° Dans le cas de notre observation de luxation spontanée : perforation de la cavité cotyloïde?

Nous croyons devoir appeler l'attention du public médical sur cette question, intéressante à plus d'un point.

La pleurésie chronique ancienne est presque toujours concomitante avec la phthisie pulmonaire. Dans ces cas, l'injection iodée peut amener la guérison de l'épanchement, mais il est certain que l'inflammation substitutive détermine un mouvement phlegmasique qui peut devenir dangereux lorsque les tubercules sont suppurés.

Si l'épanchement est purulent, il convient de faire l'injection avant que des symptômes inflammatoires indiquent une perforation spontanée prochaine dans les tuyaux bronchiques ou sur les parois de la poitrine.

Si cette perforation avait lieu, il faudrait distinguer deux cas :

1° Perforation sur les parois de la poitrine. Alors, par l'ouverture spontanée, on pousserait des injections émollientes pour nettoyer la cavité pleurale, et, immédiatement après, des injections iodées pour tâcher d'obtenir l'adhérence des feuillets de la séreuse et pour empêcher la décomposition du pus et la fièvre purulente.

2º Si la perforation s'était faite sur les bronches, il faudrait attendre, pour injecter le liquide iodé, que le pus, migrant de la plèvre dans les tuyaux bronchiques, eût condensé, carnifié, habitué le poumon au contact d'un corps irritant, hétérogène. Alors seulement on pourrait, sans crainte qu'il ne s'épanchât dans les vésicules pulmonaires, injecter le liquide iodé, comme l'a fait le Dr F. Isnard (de Saint-Amand des Eaux) dans un cas analogue. (*Un. méd.*, nº 52, 1859.)

Lorsqu'il s'agit d'un épanchement sanguin, les résultats de la médication iodée sont loin d'être aussi brillants que dans la pleurésie simple ou purulente, parce que la solution iodée, agissant sur le sang épanché, détermine un précipité pulvérulent qui s'oppose souvent à la complète adhérence des feuillets de la séreuse, et qui ne permet que le développement de phlegmasies séparées peu étendues.

Enfin, on craignait beaucoup l'accès de l'air dans la cavité pleurale, et on le considérait comme cause de beaucoup d'accidents. Nous allons rapporter une observation qui démontre son innocuité :

OBSERVATION. — *Épanchement pleurétique. Ponction, injection iodée. Accès de l'air dans la cavité pleurale. Emphysème du tissu cellulaire. Guérison* (1).

La nommée X... (Marie), fille soumise, âgée de 32 ans, vint à l'Hôtel-Dieu de Marseille, en novembre 1858, pour s'y faire traiter d'une pleurésie aiguë développée depuis huit jours. Sous l'influence de la médication employée d'usage, l'état de la malade s'améliorait de jour en jour, et la guérison était prochaine, lorsque Marie, qui, la veille, avait éprouvé quelques contrariétés, voulut sortir de l'hôpital. On lui donna l'*exeat*.

Quatre mois après, Marie revint, présentant tous les symptômes d'un épanchement considérable occupant toute la paroi latérale gauche et la poitrine. Gêne de la respiration, crachats spumeux et blanchâtres, toux quinteuse dès que la malade quitte le décubitus latéral gauche, douleur profonde et contondante, voussure de la poitrine, écartement et déviation des côtes, etc.

Depuis quelque temps, on traitait Marie sans succès par les vésicatoires et les diurétiques; en dernière ressource, on résolut de faire la

(1) Observation prise dans le service de M. Villard, à l'Hôtel-Dieu de Marseille.

thoracentèse et une injection au tiers de teinture d'iode pour deux tiers d'eau et quelques grammes d'iodure de potassium. — La ponction fut pratiquée, au lieu d'élection, avec un trois-quarts ordinaire; il s'écoula de la sérosité pure, et, avant que tout le liquide épanché fût sorti, on poussa par jet, dans la cavité pleurale, l'injection iodée. La plaie faite par le trois-quarts fut fermée à l'aide d'un morceau de diachylon; il n'y eut aucun accident de réaction. Pendant les quatre premiers jours qui suivirent l'opération, de la sérosité s'écoula par l'ouverture du trois-quarts, et l'air pénétra non-seulement dans la cavité pleurale, où il entrait en sifflant à chaque mouvement d'inspiration, mais encore il se glissa à travers les mailles du tissu cellulaire, et produisit un emphysème de la paroi latérale gauche de la poitrine. La guérison ne fut pas entravée par ce double accident; dès ce moment, la médication générale produisit tous les bons effets que l'on pouvait attendre, et la malade quitta l'hôpital le 15 avril, dix-huit jours après l'opération et douze jours après la disparition de l'emphysème.

Cette observation est intéressante à un double point de vue: d'abord, parce qu'elle nous offre un exemple de ces cas rares de pleurésie chronique qui ne se compliquent pas de tubercules; ensuite par l'innocuité du contact de l'air dans cette circonstance.

Cependant, il ne faut pas se dissimuler que le contact de l'air devient beaucoup plus désavantageux dans le cas d'empyème, parce qu'alors il détermine souvent dans le pus une espèce de fermentation qui entraîne par contre-coup des accidents mortels; l'observation suivante, que nous regrettons de ne pouvoir détailler davantage, en offre une preuve:

OBSERVATION. — *Empyème. Incision. Injections, émollientes et iodée. Accès de l'air. Fétidité du pus. Fièvre hectique. Diarrhée colliquative. Mort. Autopsie* (1).

Un homme, âgé d'environ 22 ans, vint au mois de mars à l'Hôtel-Dieu de Marseille pour s'y faire traiter d'un empyème datant de cinq ou six mois.

Le pus tendait à saillir par une ouverture spontanée à travers l'un des derniers espaces intercostaux; on fit une incision d'un centimètre environ; une masse considérable de liquide s'écoula. Les jours suivants, on lava la cavité pleurale avec de l'eau tiède.

L'air pénétrait à travers l'ouverture faite; il entrait en sifflant à chaque inspiration, et du pus sortait par flots à chaque expiration.

(1) Observation prise dans le service de M. Thomas, à l'Hôtel-Dieu de Marseille.

Trois ou quatre jours après, ce pus prit un caractère de fétidité extrême. On fit alors une injection iodée ; celle-ci ne modifia nullement la putridité du liquide, mais elle amena des accidents de réaction qui se continuèrent par une fièvre hectique et une diarrhée colliquative. Quelque temps après, le malade mourut.

A l'autopsie, la cavité pleurale qui avait été le siége de l'empyème était cloisonnée de fausses membranes non organisées et que l'on pouvait donc considérer comme étant de formation récente ; la plèvre était épaissie, injectée, plusieurs de ses points étaient érodés.

Les poumons contenaient des tubercules à l'état de crudité.

L'extrémité du canal intestinal offrait des stries rougeâtres nombreuses.

Rien de remarquable dans les autres organes.

Toutes les observations ne sont donc pas favorables au *système* des injections iodées dans l'hydro-thorax. Ici, comme dans l'ascite, nous ne pouvons croire à l'innocuité d'un agent aussi puissant ; mais, des considérations dans lesquelles nous sommes entrés, il nous est permis de conclure :

1º Que l'injection iodée est un puissant moyen acquis à la thérapeutique de l'épanchement pleural simple ou purulent qui a résisté aux traitements dirigés contre lui ;

2º Que le succès est moins certain dans le cas d'hématothorax ;

3º Que, s'il s'agit d'un épanchement purulent, il faut se hâter d'opérer avant que l'ouverture spontanée se soit faite, ou attendre, pour pousser l'injection, que le tissu pulmonaire se soit habitué au contact d'un liquide hétérogène et irritant ;

4º Que la fièvre hectique confirmée et les tubercules suppurés contre-indiquent l'injection ;

5º Enfin, que l'on s'est exagéré jusqu'à un certain point les accidents qui peuvent résulter de l'introduction de l'air dans la cavité pleurale.

Hydro-péricarde. — L'injection iodée dans l'hydro-péricarde a été conseillée par M. Velpeau (1). Nous n'avons pas connaissance qu'elle ait été faite avec succès. D'ailleurs, c'est à peine s'il existe dans la science une observation d'hydro-péricarde idiopathique (2) ; et, dans le cas d'hydro-péricarde symptomatique, l'injection iodée amenât-elle la disparition du symptôme, la lésion organique, cause première, subsisterait et serait suffisante pour entraîner la mort.

(1) *Loc. cit.*, p. 257.
(2) Corvisart, *Maladies du cœur.*

Hydrocéphale. — M. Bouchut (1) rapporte une observation d'hydro-céphale chronique chez un enfant âgé de 6 mois, que M. Brainard a traité par la ponction et les injections iodées répétées. M. Brainard extrayait de temps en temps quelques grammes de sérosité qu'il rem-plaçait immédiatement par une quantité égale d'une faible solution iodo-iodurée. Des symptômes de légère inflammation survenaient, et, dès qu'ils avaient cédé, M. Brainard renouvelait la ponction et l'injec-tion, en ayant soin d'augmenter graduellement la dose d'iode et d'io-dure de potassium, qu'il porta ainsi de quelques milligrammes à 1 gr. 80. L'enfant mourut au bout de trente-sept mois. Depuis, aucune obser-vation nouvelle n'a été publiée à ce sujet.

Le manque de faits ne nous permet pas ici de tirer des conclu-sions.

Le rôle que joue l'injection iodée change donc presque complè-tement avec la séreuse dans laquelle elle est faite; c'est ce qui force à examiner à part chaque organe hydropique pour se former un jugement vrai sur la valeur thérapeutique de l'agent que nous étudions.

Dans les synoviales et dans les bourses muqueuses, l'injection iodée agit d'une manière plus uniforme, ainsi qu'on pourra s'en assurer par la lecture de ce qui suit :

B. Hydropisies des séreuses synoviales. — Le mot **Hydarthrose**, a dit M. Velpeau, est un mot vague, collectif, qui, tout en ne se rap-portant qu'à un symptôme, n'en sert pas moins souvent à désigner des maladies de gravité fort différente (2). On conçoit donc facile-ment quelle variété de moyens thérapeutiques les médecins ont dû proposer contre les hydarthroses, et la nécessité de partager ces dernières en diverses espèces.

Les partisans les plus enthousiastes des injections iodées dans les articulations en ont borné l'emploi à l'*hydarthrose chronique, ancienne, dépourvue de lésion organique dans les parties consti-tuantes de l'articulation malade.*

Notons ici que les cas de cette espèce sont les plus rares, et que les partisans des injections iodées dans les articulations, tout en se retranchant derrière leur restriction lorsqu'on a eu des in-succès à leur faire constater, ont souvent négligé le précepte dans nombre d'observations favorables à leur méthode.

(1) *Traité des Maladies des enfants, arthydrocéphale,* 1857.
(2) *Rapport acad. méd. ann. fr. et étrang.,* t. XV, p. 263.

Ainsi, passons en revue les travaux faits sur cette question; il nous tombe d'abord sous les mains la Thèse de M. Martin (1).

1re Observation. — Hydarthrose du genou gauche datant de trois mois, sans gonflement du tissu cellulaire; antécédents syphilitiques, chancre, bubon, douleurs articulaires. Injections iodées dans le genou: arthrite consécutive; amélioration de l'état local et de la santé. Hydarthrose aiguë du genou droit. Injection iodée: arthrite très-intense; guérison.

2e Observation. — Antécédents scrofuleux; hydarthrose des deux genoux; marche chronique de l'affection, trois mois de date. Injections iodées: guérison en un mois.

3e Observation. — Antécédents rhumatiques; chute; hydarthrose des deux genoux, marche chronique de l'affection. Injections iodées deux ans après le début de la maladie: absorption probable des cartilages; amélioration notable après deux mois de traitement.

Ces observations ont été publiées de nouveau en mars 1842 par Bonnet (de Lyon) dans le *Bulletin de Thérapeutique*, avec quatre faits peu détaillés.

L'année suivante, on lisait, dans les *Annales de la Chirurgie française et étrangère,* le mémoire de M. Velpeau sur *les injections iodées dans les cavités closes.* Neuf cas d'hydarthroses traités par ce moyen thérapeutique y étaient consignés, à savoir:

1re Observation. — Jeune homme de 18 ans. Hydarthrose du genou datant de deux mois. Injection iodée à un tiers: arthrite intense, pas d'amélioration; calomel jusqu'à salivation; sangsues; teinture de colchique; bains de vapeur; guérison cinquante-un jours après l'opération.

2e Observation. — Femme de 27 ans. Antécédents scrofuleux; hydarthrose datant de trois ans. Injection iodée: pas de détails; guérison.

3e Observation. — Cordonnier. Pas de détails sur les antécédents; hydarthrose et hydrocèle. Injections iodées: guérison.

4e Observation. — Jeune homme venu à Paris. Pas de détails sur les antécédents; hydarthrose. Injection iodée: guérison en huit jours.

5e Observation. — Jeune homme de 22 ans. Pas de détails sur les antécédents; hydarthrose de deux ans de date. Injection iodée: guérison en dix-huit jours.

6e Observation. — Homme maigre; sujet à la diarrhée; légèrement ictérique; douleurs articulaires; hydarthroses à marche chronique

(1) Strasbourg, 2 mai 1842.

occupant diverses articulations. Injections iodées : état général inquié-
tant ; amélioration ; le malade quitte l'hôpital.

7ᵉ OBSERVATION. — Homme de 30 ans. Pas de détails sur les antécédents ; hydarthrose double. Injections iodées ; amélioration , puis
récidives ou plutôt fongosités synoviales ; grumeaux , etc.

8ᵉ OBSERVATION. — Vieillard de 60 ans. Hydarthrose du genou ;
marche chronique de l'affection ; gonflement de l'autre genou. Injection
iodée : amélioration.

9ᵉ OBSERVATION. — Femme dont l'hydarthrose, compliquée de maladies des autres éléments de l'articulation , date de cinq ans. Injection
iodée : raideur du genou ; soudure de la rotule aux condyles du fémur.

En 1846 , nous trouvons encore l'observation suivante de
M. Velpeau (1) :

Jeune homme de 17 ans. Antécédents scrofuleux ; nécrose des os du
métatarse ; hydarthrose du genou ; marche chronique de l'affection ,
cinq ans de date. Injection iodée : arthrite ; amélioration ; trois mois
après , fièvre typhoïde ataxique et mort.

Quelques mois plus tard , M. A. Bérard présentait à la Société
de Chirurgie un malade atteint d'une hydarthrose très-ancienne ,
avec altération probable de la capsule ou des franges synoviales.
Injection iodée : guérison presque complète deux mois après.

En 1847, M. Robert, de l'hôpital Beaujon , traita une hydarthrose ancienne du genou par les injections iodées ; il y eut réaction vive , arthrite ; un mois après l'opération , il ne restait plus
qu'un peu de raideur et d'engouement.

C'est vers cette époque que parut le mémoire de M. J. Roux, de
Toulon , sur *les hydarthroses orbiculaires et sur celles de l'épaule
en particulier* (2). On remarque surtout dans ce mémoire une
observation détaillée d'hydarthrose scapulo-humérale traitée par
l'injection iodée , et dont voici le sommaire :

Cultivateur, âgé de 47 ans , ayant eu des douleurs rhumatismales.
Vers les premiers jours d'octobre, vive douleur dans l'articulation
coxo-fémorale droite, disparue spontanément au bout de vingt jours.

En décembre, effort pour soulever une pierre ; vive douleur dans
l'articulation scapulo-humérale gauche, douleur augmentant d'intensité
dans les mouvements étendus du membre. En août 1844, le malade est
forcé d'aller à l'hôpital, après avoir vainement employé sangsues, cata-

(1) *Journal des Conn. méd.-chirurg.*
(2) *Gaz. méd.*

plasmes, frictions diverses, vésicatoires, fumigations aromatiques. Le 1er août 1844, on constate l'existence d'une hydarthrose scapulo-humérale ; on ponctionne la tumeur, qui donne 500 grammes d'une sérosité visqueuse, et on fait la compression : l'épanchement a récidivé. Le 14, on fait de nouveau la ponction, et immédiatement après on injecte dans la cavité articulaire :

> Teinture d'iode................. 100 grammes.
> Eau .... 300 —

Le 15, réaction violente, arthrite. Le 23, inflammation phlegmoneuse des trois expansions extra-articulaires de la synoviale, foyers de suppuration : incisions ; application de sangsues au niveau de l'articulation. Depuis cette époque, amélioration progressive ; et le 1er septembre 1845, guérison.

Le *Compte-rendu des travaux de la Société de Médecine de Toulouse pour l'année 1847* (p. 90) contient deux observations publiées par M. Carré (de Metz) :

1re OBSERVATION. — Jeune homme de 13 ans. Antécédents scrofuleux ; hydarthrose ; altération des condyles fémoraux ; ouverture spontanée. Injections iodées ; frictions et ponctions iodées : guérison.

Cette pratique avait d'ailleurs été conseillée depuis longtemps par Lugol.

2e OBSERVATION. — Plaie de l'articulation par une écaille de bois ; six semaines plus tard, hydarthrose. Injection iodée : guérison.

En 1847 et 1848, M. Abeille communique deux observations nouvelles :

1re OBSERVATION. — Militaire d'un tempérament bilioso-sanguin ; hydarthrose du genou, six mois de date. Ponction sous-cutanée ; injection de

> Teinture d'iode................. 100 grammes.
> Iodure de potassium .... 5 —
> Eau .... 300 —

Arthrite intense. Quinze jours plus tard, l'arthrite tend à récidiver ; nouvelle ponction, nouvelle injection, compression. Le malade sort presque guéri de l'hôpital trente-sept jours après la première, et vingt-deux jours après la deuxième opération.

2e OBSERVATION. — Tumeur quadrilobée et sans doute kyste du genou ; guérison.

Aux observations que nous venons de citer, nous ajouterons les suivantes que nous avons pu recueillir :

1re OBSERVATION. — *Hydarthrose du genou datant d'un an. Injection iodée. Arthrite suppurée. Trajets fistuleux. Suppuration abondante. Raies de feu. Amélioration* (1).

Le nommé X..., âgé de 22 ans, tisserand, né à Castres (Tarn), traité pendant un an avec des cataplasmes et des pommades irritantes pour des douleurs au genou, entre à l'hôpital Saint-Éloi, de Montpellier, au commencement de juin 1858. Son genou est, à cette époque, fortement gonflé ; l'articulation est le siége d'un épanchement considérable et de nombreuses fongosités. Le liquide épanché s'étend jusqu'à l'insertion du triceps, reflue et forme deux tumeurs à côté du ligament rotulien ; on emploie les vésicatoires et les cataplasmes pendant un mois ; insuccès.

On se décide à faire alors une ponction ; il s'écoule par le trois-quarts environ 400 grammes d'un liquide séro-purulent. On pousse dans l'articulation une injection contenant un tiers d'iode pour deux tiers d'eau : le soir, vive réaction, douleur intense, insomnie, frissons, fièvre ; les jours suivants, facies abattu, décomposé, diarrhée. Les symptômes généraux cèdent au quatrième jour, en même temps que deux trajets fistuleux s'ouvrent spontanément, l'un à l'endroit de la ponction, l'autre au creux poplité. Par ces trajets fistuleux, s'écoule constamment du pus en abondance.

Trois mois plus tard, les fistules ne donnaient plus passage qu'à un liquide séro-purulent peu abondant. On fit alors des raies de feu, la suppuration diminua, le malade voulut sortir de l'hôpital.

2e OBSERVATION. — *Hydarthrose double de l'articulation scapulo-humérale. Ponction sous-cutanée et injection iodée à droite. Phlegmon suppuré consécutif. Infection purulente. Mort. Autopsie* (2).

Gaudemard (Louis), âgé de 54 ans, quitta en 1857 la profession de portefaix pour celle de cordier, et se livra à de rudes travaux qui ne tardèrent pas à influer d'une façon malheureuse sur sa santé. Il ressentit d'abord une douleur obtuse, passagère aux deux épaules ; les articulations scapulo-humérales devinrent en même temps le siége d'une tumeur qui se développait lentement, sans que le malade y prît garde.

Bientôt cette tumeur amena de la gêne dans les mouvements de rotation et d'élévation du bras. La douleur devint continue et assez vive pour inquiéter le malade, qui demanda, le 11 février 1859, son admission à l'hôpital de la Conception, de Marseille.

(1) Observation recueillie dans le service de M. Alquié, à l'hôpital Saint-Éloi.
(2) Service de M. Bernard, hôpital de la Conception.

A cette époque, deux tumeurs occupent chacune le moignon d'une épaule et donnent la sensation d'une fausse fluctuation ; ces tumeurs ne sont accompagnées ni de chaleur, ni de rougeur; le malade dit éprouver plutôt un sentiment de gêne, de constriction, qu'une véritable douleur, si ce n'est dans les mouvements de rotation ou d'élévation du bras qui sont devenus pour lui impossibles. Ces tumeurs se prolongent sur le bras en avant, dans la direction de la coulisse bicipitale; en pressant sur le moignon de l'épaule, on augmente la saillie du cul-de-sac de la synoviale correspondant à la coulisse bicipitale. Les autres prolongements de la synoviale n'ont pu être examinés. Les bras sont légèrement écartés du tronc et portés en dehors.

On diagnostique une hydarthrose double des articulations scapulo-humérales.

On conserve intacte l'épaule gauche et on ponctionne l'épaule droite ; 400 grammes environ d'un liquide citrin s'écoulèrent par la canule du trois-quarts que l'on avait eu la précaution d'enfoncer obliquement, comme dans une ponction sous-cutanée. Lorsqu'il ne resta plus approximativement que quelques onces de liquide dans la synoviale, on injecta de l'eau tiède pour nettoyer la cavité, et, immédiatement après, on introduisit une injection composée d'un tiers d'iode pour deux tiers d'eau, et quelques grammes d'iodure de potassium. On laissa dans l'articulation une certaine quantité du liquide injecté, suivant la pratique de MM. Velpeau, J. Roux, etc.

Les jours qui suivirent, inflammation légère de l'articulation. En pressant sur la tumeur, on faisait sortir par l'ouverture d'introduction du trois-quarts des grumeaux en assez grande quantité.

Six jours après l'opération, l'articulation injectée devint le siége d'une vive douleur, qui s'accompagna bientôt de rougeur et de chaleur. Une inflammation phlegmoneuse intense se déclara; on appliqua des cataplasmes; l'ouverture d'introduction du trois-quarts livra passage à du pus; ses bords s'ulcérèrent; l'état général du malade devint en quelques jours désespéré; l'infection purulente survint avec ses plus graves symptômes : facies terreux, délire, etc.; enfin, le malade mourut onze jours après l'opération (24 février 1859).

Autopsie vingt-quatre heures après la mort.

L'articulation qui avait été ponctionnée et injectée était convertie en un vaste foyer purulent; la partie antérieure du cartilage de l'articulation était érodée, et l'os carié au même point. Le cul-de-sac de la synoviale, vers la coulisse bicipitale, était distendu par le pus qui avait fusé le long du muscle coraco-brachial, après avoir fait éclater la séreuse.

On trouva encore du pus dans la synoviale du genou droit et dans l'articulation phalango-métatarsienne du gros orteil du même pied. Quelques abcès migrateurs dans les poumons et dans le foie.

L'articulation scapulo-humérale gauche, qui n'avait été ni ponctionnée, ni injectée, contenait seulement de la sérosité purulente qui occupait toute la cavité de la synoviale.

Des deux côtés, la synoviale fort distendue avait occasionné l'atrophie des fibres musculaires du deltoïde, qui était pâle et comme divisé par une hernie de la séreuse, au niveau de l'espace graisseux dans lequel s'engage la veine céphalique.

Nous venons de rapporter trente observations d'hydarthroses traitées par les injections iodées, à savoir :

NOMS DES MÉDECINS.	NOMBRE, SIÉGE ET NATURE DES HYDARTHROSES TRAITÉES.	Succès.	Amélioration.	Insuccès.
MM. Bonnet..........	2 genoux chez un syphilitique........	2	//	//
—	2 — chez un scrofuleux..........	2	//	//
—	2 — traumatiques anciennes.....	//	2	//
—	4 — de nature douteuse..........	4	//	//
Velpeau..........	3 — chez des scrofuleux..........	1	2	//
—	2 — chez des gens débilités.....	1	1	//
—	7 — de nature douteuse..........	5	//-	2
Abeille..........	1 — de nature douteuse..........	1	//	//
A. Bérard........	1 — avec altérations organiques	1	//	//
Robert..........	1 — de nature douteuse..........	1	//	//
Carré..........	1 — chez un scrofuleux..........	1	//	//
—	1 — traumatique récent..........	1	//	//
—	1 — chez un scrofuleux..........	//	//	1
J. Roux..........	1 de l'épaule chez un cultivateur......	1	//	//
—	1 — chez un cordier fatigué.	//	//	1
	30	20	6	4

Sur ces trente opérés, on compte donc vingt guérisons, six améliorations, quatre insuccès, et, parmi ces derniers, un mort. Mais le nombre des insuccès serait probablement bien plus fort si l'on avait publié les cas malheureux avec le même scrupule que les cas heureux.

Nous disions, au commencement de cette étude, que l'on avait rarement injecté l'*hydarthrose chronique ancienne, dépourvue de lésions organiques dans les parties de l'articulation malade;* on a pu s'en assurer par la lecture des diverses observations, et même on a pu voir que les plus belles guérisons ont été obtenues chez des scrofuleux, dans les cas où des fongosités nombreuses gênaient l'articulation, et où un état d'atonie spéciale entravait le libre exercice de la fonction de la synoviale. C'est que les injections iodées ont bien agi, précisément lorsque l'iode lui-même était indiqué soit comme résolutif, soit comme spécifique. Mais quand on a voulu injecter des hydarthroses essentielles (?), traumatiques ou anciennes, le chiffre des insuccès a dépassé de beaucoup celui des guérisons. Nous voyons, en effet, dans ce cadre, d'un côté, l'observation de M. J. Roux, et le malade qu'il traita fut sur le point de succomber; de l'autre, les deux insuccès de M. Bonnet, et le cas mortel dont nous avons rapporté l'histoire.

Toujours les symptômes morbides que l'injection a fait naître ont été inquiétants, quelquefois même effrayants et terribles. L'arthrite que l'agent irritant occasionne peut se terminer, on l'a vu, par la suppuration, et l'on concevrait difficilement que l'iode, seul entre tous les altérants, fût doué d'une propriété contraire. Après les faits cités, on ne peut plus croire à l'innocuité de ces injections, que des chirurgiens modernes éminents ont prônées avec trop de prédilection peut-être.

L'injection iodée dans les articulations est, à notre avis, une opération toujours grave, et quelquefois même nuisible; on en a un exemple dans la première de nos observations : le malade alla de mal en pis sous l'influence de l'injection qui activa la suppuration. Nous étaierons cette proposition d'une nouvelle observation fort remarquable, bien qu'elle ne se rapporte qu'indirectement au sujet mis en question.

OBSERVATION. — *Coxalgie. Luxation spontanée. Abcès froid occupant l'articulation coxo-fémorale. Ponction. Injections iodées. Mort par péritonite. Nécropsie* (1).

Amélie V..., âgée de 13 ans, née d'un père qui est mort d'ascite et d'une mère encore vivante, a présenté dans son jeune âge des symptômes de scrofules (impétigo du cuir chevelu; ganglions lymphatiques engorgés du cou; parotides suppurées; fièvre muqueuse à l'âge de 8 ans). Elle avait deux sœurs, dont l'une est morte à l'époque de la première dentition, et l'autre à l'âge de 5 ans, des suites d'une variole.

Depuis sa huitième année, Amélie paraissait jouir d'une bonne santé, lorsque, arrivée à l'âge de 12 ans, elle fut prise subitement, un soir, d'une douleur vive au genou droit. Cette douleur résista aux frictions, aux vésicatoires volants qu'on appliqua pendant quinze jours environ,

(1) Observation recueillie dans le service de M. Bernard, à l'hôpital de la Conception.

et, en même temps, la hanche devint le siége d'une douleur plus into-
lérable encore que celle du genou, douleur qui augmentait à la pres-
sion et sous l'influence des moindres mouvements. On fit deux applications de sangsues; on mit plusieurs vésicatoires; on frictionna avec
diverses pommades sans obtenir aucune amélioration. Le même état se
continuant, Amélie passa entre les mains d'un charlatan qui diminua
la douleur en faisant appliquer sur la fesse des cataplasmes faits avec
des plantes dont on ignore les noms. Amélie était malade depuis environ
cinq mois, lorsqu'une tumeur se déclara au niveau de la hanche. Cette
tumeur prit des proportions de plus en plus considérables; et quand il
nous est permis de voir la malade, voici dans quel état nous la trouvons :

Facies pâle et maigre; voix cassée; décubitus sur le côté gauche;
le membre gauche est amaigri, raccourci; le pied porté en dedans;
le bassin incliné en avant; la hanche, fortement cambrée, est le siége d'un
abcès froid, volumineux, qui occupe toute la fesse droite, sur la peau
de laquelle on voit les traces de plusieurs vésicatoires. Trois jours après
son entrée à l'hôpital, on fit une ponction à l'aide d'un trois-quarts; on
vida l'abcès, il sortit du pus sanieux, mal lié, fétide, comme le pus qui
provient d'une carie osseuse. Un stylet introduit à travers la canule du
trois-quarts permit de percevoir cette sensation caractéristique de la
carie. On fit une injection de teinture d'iode mélangée d'un tiers d'eau,
et l'on appliqua un appareil en fil de fer de Bonnet. Il survint une sub-
inflammation qui exaspéra la douleur et fatigua la malade.

Quinze jours plus tard, l'abcès s'était reformé; nouvelle ponction,
évacuation d'un pus sanieux, fétide et sanguinolent; injection de
60 grammes de teinture d'iode pure. Cette deuxième injection n'ayant
pas tari la source du pus, on en fit une troisième huit jours plus tard.
Quatre jours après, 18 décembre, la fièvre hectique se déclara, et
aurait suffi pour entraîner la malade, si une péritonite suraiguë n'eût
pas brusquement amené la mort le 21 décembre.

Nécropsie. — L'autopsie fut faite vingt-quatre heures après la mort.

Les muscles fessiers et articulaires du côté droit avaient été réduits
en un putrilage filamenteux qui baignait dans le pus de l'abcès.

La tête du fémur avait été rongée par la carie et réduite au volume
et à la forme de l'apophyse odontoïde, s'appuyant dans la fosse iliaque
externe aux alentours de l'ischion, où s'était formée une fausse articulation avec surface de glissement et capsule pseudo-membraneuse.

Les bords de la cavité cotyloïde étaient recouverts de leur cartilage;
le fond rempli par une masse fongueuse résultant du développement du
tissu cellulaire synovial. Enfin, le centre était carié, et le pus avait fusé
dans l'abdomen à travers cette ouverture. Le péritoine injecté à certains endroits, recouvert de fausses membranes nombreuses à d'autres,
témoignait d'une péritonite suraiguë causée par la présence du pus qui

s'était introduit dans la cavité abdominale avec une partie de la teinture d'iode que l'on avait injectée dans le foyer purulent.

Il est certain que, dans ce cas, l'injection irritante a activé la marche de la maladie, et il en sera ainsi toutes les fois que l'on emploiera l'injection iodée contre une carie articulaire. On sait, en effet, que l'iode demeure presque impuissant contre les lésions des os, et que, si parfois il a amené la guérison de certaines caries, c'est précisément en produisant lui-même une carie artificielle.

De ces longues considérations il résulte :

1° Que l'injection iodée est un puissant mais dangereux moyen acquis à la thérapeutique de l'hydarthrose, et qu'on ne doit en faire usage qu'avec beaucoup de réserve ;

2° Que l'injection iodée est indiquée dans les hydarthroses scrofuleuses, indolores, à marche chronique, avec émaciation du membre correspondant, engorgement des tissus péri-articulaires, fongosités dans l'articulation et tendance à l'ouverture fistuleuse ;

3° Qu'elle est contre-indiquée lorsque l'hydarthrose se complique d'altérations osseuses, et dans les cas symptomatiques d'une débilitation générale ;

4° Qu'elle devient souvent dangereuse lorsqu'on l'emploie contre les hydarthroses chroniques d'origine inflammatoire et surtout traumatiques ;

5° Enfin, que la crainte d'accidents terribles survenus à la suite de l'injection iodée dans les cavités articulaires est fondée, et que, dans certains cas, l'arthrite suscitée par cette injection acquiert une telle intensité que l'art devient impuissant à la maîtriser.

C. Hydropisies des bourses séreuses. — Nous subdiviserons ces hydropisies en deux groupes :

1° Hydropisies des cavités closes péritendineuses, ou ganglions ;

2° Hydropisies des cavités closes sous-cutanées, ou hygromas.

Ganglions. — Situés auprès des synoviales articulaires, les ganglions cèdent souvent à des moyens thérapeutiques faciles, et rarement ils occasionnent une gêne telle qu'une opération grave sur eux devienne urgente. Cependant, ce cas peut se présenter; l'injection iodée a été prônée dans ces circonstances par M. Velpeau, qui a obtenu par cet agent thérapeutique plusieurs guérisons (1). Mais, à côté des succès rapportés par le chirurgien de la Charité, nous voyons l'histoire du cas malheureux que M. Malle mentionne dans son *Traité de médecine opératoire* (p. 520). Il peut arriver aussi que le ganglion communique avec l'articulation, et alors on court toutes les chances auxquelles expose l'injection employée contre l'hydarthrose.

OBSERVATION. — Nous avons vu à l'hôpital de la Conception, de Marseille, dans le service de M. R. Royer, une femme atteinte d'un ganglion peu volumineux, situé à la face dorsale du poignet. Ce ganglion résista à l'écrasement et aux frictions faites avec des pommades résolutives. On voulut recourir à la ponction et à l'injection iodée. La ponction fut faite, il sortit quelques grammes d'un liquide visqueux, comme colloïde ; on injecta un mélange d'un tiers de teinture d'iode pour deux tiers d'eau, avec addition d'une petite quantité d'iodure de potassium. Il survint une arthrite violente ; on fut obligé de revenir aux applications émollientes, et, qui plus est, au bout de quelques jours le ganglion récidiva. La malade ne voulut pas se prêter à une deuxième opération, qu'elle prévoyait devoir être pour le moins aussi douloureuse et aussi chanceuse que la première.

Hygromas. — On peut faire pour les hygromas les mêmes observations que pour les ganglions, à cette différence près que les premiers sont moins susceptibles de communication avec les articulations, et que, par conséquent, on a moins à redouter les effets inflammatoires de l'injection. Aussi, les hygromas opérés et injectés par M. Velpeau, M. Payan (d'Aix), M. Borelli (de Turin), M. Pétrequin (de Lyon), etc., n'ont-ils donné lieu à aucun accident grave. La récidive est la terminaison la plus malheureuse que l'on ait à craindre ; encore, souvent il arrive, comme le fait remarquer M. Velpeau, que la guérison survient à l'instant que l'on s'y attend le moins, quinze jours, deux mois après l'opération.

Ainsi : 1° on sera sobre d'injections iodées dans les ganglions ; 2° la communication du ganglion avec la synoviale articulaire sera considérée comme une contre-indication ; 3° on injectera sans crainte les hygromas, la récidive étant dans ces cas l'accident le plus redoutable.

(1) *Ann. ch. fr. et étrang.*, t. XV. — *Bull. thérap.*, t. XXI, p. 294.

V.

CONCLUSIONS.

1. L'injection iodée dans les cavités closes naturelles est donc un moyen thérapeutique fort souvent et diversement employé.

2. On ne peut nier son efficacité, les cures inespérées qu'elle a produites, les services qu'elle est appelée à rendre.

3. Mais il n'est pas à dire pour cela que ce soit un agent tout à fait innocent.

4. Les circonstances particulières dans lesquelles le malade se trouve augmentent ou diminuent d'une manière constante la gravité de l'opération : la nature de la maladie, son siége, son ancienneté, le degré de susceptibilité inflammatoire et purulente du malade, l'état local et l'état général, doivent être minutieusement consultés.

5. C'est dans ces données que le praticien trouvera si l'injection est ou non indiquée.

6. On a vu combien, dans la majorité des cas, un diagnostic précis et circonstancié résout dans un sens favorable ou non la question des injections.

7. Et quelle série d'accidents redoutables, parfois mortels, peuvent être la conséquence de ces injections.

8. D'autre part, le pronostic est toujours plus grand lorsqu'il s'agit de certaines hydropisies symptomatiques, les phénomènes inflammatoires plus dangereux, s'il y a pléthore ou tendance à la pyohémie.

9. Enfin, des praticiens d'une autre époque avaient dit : « *Hors* » *de l'hydrocèle non congénitale, les injections irritantes sont nui-* » *sibles et dangereuses.* » Les considérations dans lesquelles nous sommes entré ne nous permettent pas de rejeter absolument ce principe, fruit d'une longue expérience; c'est à peine si nous pouvons dire : *Mais les injections iodées sont les moins nuisibles, les moins dangereuses et les plus utiles.*

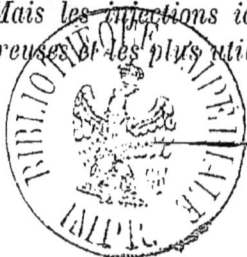

425